Schnelles Abnehmen für Frauen

– ohne Hunger, ohne Pillen,
ohne Fitnessprogramme
Wissenschaftlich geprüfte Methoden,
die wirklich funktionieren

Katharina Hummel

© **Copyright 2021 - Alle Rechte vorbehalten.**

Rechtliche Hinweise:

Dieses Buch ist urheberrechtlich geschützt und nur für den persönlichen Gebrauch bestimmt. Ohne die Zustimmung des Herausgebers darf der Leser keinen Inhalt dieses Buches ändern, verbreiten, verkaufen, verwenden, zitieren oder umschreiben.

Haftungsausschluss:

Die in diesem Dokument enthaltenen Informationen dienen nur zu Bildungs- und Unterhaltungszwecken. Es wurden alle Anstrengungen unternommen, um genaue, aktuelle, zuverlässige und vollständige Informationen zu liefern. Die Leser erkennen an, dass keine rechtlichen, finanziellen, medizinischen oder professionellen Ratschläge erteilt werden. Durch das Lesen dieses Dokumentes stimmt der Leser zu, dass der Herausgeber unter keinen Umständen für direkte oder indirekte Verluste verantwortlich ist, die durch die Verwendung der in diesem Dokument enthaltenen Informationen entstehen, einschließlich, aber nicht beschränkt auf Fehler, Auslassungen oder Ungenauigkeiten.

Inhaltsverzeichnis

Einleitung 1

Kapitel 1: Schnell und nachhaltig ein gesundes Wohlfühlgewicht erreichen 9

    Warum wollen wir schnell abnehmen? 10
    Alltag durch Schlankheitswahn geprägt 14
    Abnehmen: die wahren Gründe finden 18
    Mechanismen hinter dem Abnehmen 23
    Rahmenbedingungen für langfristigen Gewichtsverlust 31

Kapitel 2: Die besten Hinweise zum Abnehmen, ohne zu hungern! 35

    Schluss mit Diätmythen! Die größten Mythen auf dem Prüfstand 35
    Diese typischen Abnehmfallen vermeiden 39
    Erfolgreiche Abnehmmethoden für schnellen Gewichtsverlust, ohne zu hungern 46
    Konkrete Tipps, um mit Erfolg abzunehmen 59

Kapitel 3: Ketogene Diät 77

    Was kennzeichnet die ketogene Diät? 77
    Wie lässt sich die ketogene Diät umsetzen? 79
    Wie schnell kommt es zu Abnehmerfolgen? 84
    Für wen ist diese Ernährungsform geeignet? 85

Kapitel 4: Die Low-Carb-Diät 87

    Was kennzeichnet die Low-Carb-Diät? 88
    Wie lässt sich die Low-Carb-Diät generell umsetzen? 97
    Wie schnell kommt es zu Abnehmerfolgen? 100

    Für wen ist diese Ernährungsform geeignet? 101

Kapitel 5: Basische Ernährung 103
    Was kennzeichnet die basische Ernährung? 104
    Wie lässt sich die basische Ernährung umsetzen? 105
    Wie schnell kommt es zu Abnehmerfolgen? 108
    Für wen ist diese Ernährungsform geeignet? 109

Kapitel 6: Intuitives Abnehmen 111
    Wie funktioniert intuitives Abnehmen? 112
    Wie lässt sich das intuitive Abnehmen durchführen? 115
    Wie schnell kommt es zu Abnehmerfolgen? 118
    Für wen ist diese Ernährungsform geeignet? 121

Kapitel 7: Nehmen Sie diese Gedanken zum
Abnehmen mit! 123

Schlusswort 129

Quellen & weiterführende Literatur 131

Einleitung

Viele Frauen beschäftigen sich mindestens einmal am Tag mit ihrem Körper und fokussieren ihre Gedanken auf das Aussehen und Gewicht. Sind zu viele Kilos vorhanden, soll diesen schnell und unkompliziert der Garaus gemacht werden. Schnell abzunehmen, ohne zu hungern, ohne den gefürchteten Jo-Jo-Effekt und ohne komplizierte Diät – das klingt zunächst unrealistisch.

Doch der Traum von einem schnellen und unkomplizierten Abnehmen, das effektiv funktioniert und langfristig durchführbar ist, muss kein Traum bleiben. Niemand muss sich durch Hungerperioden quälen oder radikale Diäten durchführen. Alles, was es dafür braucht, sind eine gesunde Strategie, Selbstliebe, Motivation sowie das nötige Wissen darüber, was im Körper passiert. Viele Frauen, die sich momentan in ihrem Körper nicht wohlfühlen und nach einer schnellen Lösung zum Abnehmen suchen, dürften sich jetzt angesprochen fühlen – vor allem, wenn sie aufgrund des Alltags und der Familie wenig Zeit für ein umfassendes Trainingsprogramm oder eine intensive Beschäftigung mit einem komplizierten Ernährungsplan haben, ist dieses Buch genau richtig.

Wenn von schnellen Methoden zum Abnehmen gesprochen wird, bedenken Sie bitte, dass es sich um einen Zeitraum von zwei bis drei Monaten handelt. Crash-Diäten, die ein Abnehmen in wenigen Tagen versprechen, sind kein Gegenstand dieses Buches, da sie schädlich für die Gesundheit sind und keine langfristigen Abnehmerfolge versprechen.

Wollen Sie gesund abnehmen und langfristig ihr Wunschgewicht halten, dann erfahren Sie in diesem Buch erprobte Methoden, Ernährungsansätze und viele Tipps, die sich leicht im Alltag umsetzen lassen. Diese schädigen den Körper nicht und führen in rund 90 Tagen zum Wunschgewicht. Mit ihnen wird der Weg zur Wohlfühlfigur nicht steinig sein.

Wunschgewicht ja, Schönheitsideal nein

Egal ob der nächste Strandurlaub geplant ist, oder ein Klassentreffen ansteht, wer sich in seiner Haut nicht wohlfühlt und sich zu viele Gedanken über sein Aussehen macht, lernt in den nachfolgenden Kapiteln, wie sich überschüssige Kilos auf gesunde Art und Weise verlieren lassen. Das wird Freunde und Familie beeindrucken. Und das schöne alte Sommerkleid passt dann auch wieder. An dieser Stelle sei aber gesagt, dass es in diesem Buch nicht darum geht, Sie zu ermutigen, schlank und dünn zu werden. Das Körpergewicht sollte bei Ihnen nicht an erster Stelle stehen, damit sich im eigenen Körper wohlgefühlt werden kann. Und schon gar nicht sollte das klassische Schönheitsideal ein Ziel sein. Selbstbewusstsein, Selbstliebe und Wohlfühlen definieren sich nicht über das Gewicht. Wer schlank ist, ist nicht automatisch glücklicher.

Sicher, wenn mit dem Übergewicht gesundheitliche Beschwerden einhergehen, dann wird Abnehmen empfohlen und ist sinnvoll. Ansonsten sollten Sie sich ernsthaft die Frage stellen: Möchte ich abnehmen, weil es mich stört – oder die anderen? Will ich Kilos verlieren, um dem in der Gesellschaft vorherrschenden Schönheitsideal zu entsprechen, oder will ich strahlend, selbstbewusst und positiv wahrgenommen werden und etwas Gutes für mich tun?

Auf der Suche nach Lösungen für schnelles Abnehmen

Ein unproblematisches Verhältnis zum eigenen Körper ist der erste Schritt. Viele Frauen sind mit ihrem Körpergewicht unzufrieden. Ihr Unwohlsein führt zu einem gesteigerten Abnehmverlangen. Das betrifft nicht nur Übergewichtige, auch normalgewichtige Frauen leiden heute oft unter dem Gefühl, zu dick zu sein. Unwohlsein und sowie das Empfinden, nicht attraktiv genug zu sein, gehen einher mit mentalen Beeinträchtigungen. Das Bestreben, Pfunde zu verlieren, wird zum Mittelpunkt des täglichen Lebens. Das vermindert die Lebensqualität. Unter diesen Umständen bereitet jede bevorstehende Unternehmung große Sorgen. Was soll ich nur anziehen? Was könnten die anderen denken? Die Lust, auszugehen oder sich sexy anzuziehen, wird immer geringer. Wer in den Spiegel blickt, sieht eine gereizte, unattraktive und depressive Frau vor sich stehen.

Und erneut kreisen die Gedanken um das Thema Essen und Gewicht. Also wird das Schnitzel mittags durch Salat ersetzt, Kalorien werden wahllos eingespart. Doch irgendwie gelingt der Gewichtsverlust nicht. Liegt es daran, dass die ganze Zeit im Büro vor dem Computer gesessen wurde? Und für Sport zu wenig Zeit da ist? Vor allem, wenn Kinder zu Hause warten, die ihr Abendessen haben wollen oder vom Training abgeholt werden müssen. Sind sie endlich im Bett, wird abends vor dem Fernseher bei einem Glas Wein und ein paar Chips der Frust und Stress des Tages herausgelassen. Das rächt sich am nächsten Tag. Der Zeiger an der Waage geht wieder etwas nach oben. Und schon kommen Schamgefühle, Enttäuschung und Unwohlsein aus ihren Schlupflöchern gekrochen. Sie beeinflussen den ganzen Tag negativ. Emanzipation sieht anders aus.

Wenn Sie ehrlich zu sich selbst sind, dann stellen auch Sie sich womöglich morgens zuerst auf die Waage, um Ihr Gewicht zu kontrollieren. Doch dieses intensive Beschäftigen mit der eigenen Figur, begleitet von negativen Gedanken und ständiger Gewichtskontrolle, führt weder zum Abnehmen noch zu schnellen Abnehmerfolgen. Zu groß ist die negative Gedankenspirale und zu stark der Fokus auf Aussehen und Gewicht.

Was jede Frau benötigt, um abnehmen zu können, ohne zu hungern, ist ein gesundes Verhältnis zum eigenen Körper. Jeder ist einzigartig. Auch Sie sind es! Darüber lohnt es, nachzudenken. Die persönliche Zufriedenheit sollte deshalb nicht von der Beschaffenheit Ihrer Figur abhängig gemacht werden. Das erzeugt enormen Druck, dem Sie nicht standhalten können. Darunter zu leiden, nicht modelschlank zu sein, ist übrigens ein Phänomen, das so gut wie alle Frauen betrifft. Sie alle leiden unter dem Druck der Gesellschaft, als Frau perfekt sein und aussehen zu müssen. Doch damit ist jetzt Schluss! Pflegen Sie ab sofort ein unproblematisches Verhältnis zu Ihrem Körper. Haben Sie keine Angst mehr vor Kohlenhydraten, gehen Sie zum Sport, weil Sie Spaß haben, nicht weil Sie sich schuldig fühlen und denken Sie nicht mehr andauernd über Ihr Gewicht nach. Dann sind Sie für den nächsten Schritt gewappnet: das schnelle Abnehmen auf gesunde Art und Weise. Das ist die erste Lösung für raschen Gewichtsverlust. Nun können Sie die gesunden Methoden und Tipps in diesem Buch umsetzen. Denn jetzt ist ausreichend Energie für die Zielsetzung vorhanden.

Welche Methode hilft, was verspricht sie?

Wenn Sie sich auf die Suche nach effizienten Lösungen für ein schnelles Abnehmen begeben, werden Sie regelrecht von den vielfältigen Informationen, die im Internet, in Magazinen und Büchern kursieren, überrumpelt. Medizin und Pharmaindustrie preisen angebliche Wunderpillen und Medikamente an, Promis loben jede Woche eine neue Trenddiät in den Himmel, Ernährungswissenschaftler veröffentlichen regelmäßig Studien zu schlank machenden Ernährungsweisen und Anwenderinnen schwören in Foren und auf Blogs auf ihr persönliches Erfolgsrezept. Dabei wird immer wieder auf Aussagen gestoßen, die das Selbstbewusstsein aus dem Weg räumen und Schuldgefühl und Scham ansprechen.

Worauf aber sollte vertraut werden? Welche Methode hilft, was sie verspricht? Methoden und Diäten, die auf Schönheitsideale abzielen und unglaubliche Ergebnisse versprechen, sind problematisch, da sie das Angstgefühl in Ihnen ansprechen. Auch Wunderpillen und Präparate aus der Pharmaindustrie halten nicht das, was sie versprechen. Sie wollen von den Firmen verkauft werden, deshalb werden sie clever vermarktet. Verbraucherzentralen warnen vor diesen Präparaten ganz besonders. Sie verursachen zwar vorübergehend eine schnelle Gewichtsreduktion, sind aber mit gefährlichen Inhaltsstoffen versehen. Das gilt vor allem für Pillen, die sich online bestellen lassen.

Tipp:

Die Verbraucherzentralen haben Schlankmacherpillen bereits mehrfach untersucht und gelangten zu dem Schluss, dass die Gesundheit durch die Einnahme dieser Pillen stark beeinträchtigt wird und es sogar zu Schlaganfall oder Herzinfarkt kommen kann. Der Inhaltsstoff Phenolphthalein, der häufig in diesen Schlankmachern zu finden ist, ist krebserregend. Zudem enthalten viele dieser Pillen und Präparate synthetische und illegale Substanzen. Auch Öko-Test kam zu ähnlichen negativen Ergebnissen und wies nach, dass viele Mittel starke Nebenwirkungen hervorrufen.

Gängige Hungerdiäten können ebenfalls regelrecht gefährlich werden. Sie versprechen Wege, um möglichst viel und sehr schnell abzunehmen. Diese Diäten stehen deshalb nicht im Fokus des Buches. Auch wenn sie im Internet oder von Promis als Trenddiäten angepriesen werden: Sie sind stark gesundheitsgefährdend. Einer der renommiertesten Ernährungswissenschaftler und Buchautoren zum Thema Gewichtsreduktion Deutschlands, Uwe Knop, warnt vor allem vor prominenten Diäten, die viele Verbote beinhalten. Dazu gehört unter anderem die Trenddiät Whole30. Sie wurde von einem amerikanischen Ehepaar entwickelt und verbietet bestimmte Lebensmittelgruppen. Die rigorose Diät verlangt ein strenges Einhaltungsgebot der Regeln und führt in vielen Fällen in eine Essstörung.

Wie sieht es mit anderen hochgepriesenen Promidiäten aus? Auch vor diesen sollten Sie Abstand nehmen. Die von Stars wie Beyoncé und Heidi Klum angepriesene Master-Cleanse-Diät wird als Entgiftungskur beworben, ist aber schädlich für den Körper. Bei dieser Diät wird über mehrere Tage lang ausschließlich eine spezielle Trinkkur angewandt. Sie kann zu Herzrasen, Organversagen und Schwächeanfällen führen. Und auch andere angebliche Wunderdiäten der Stars sind eine derbe Lüge. Fallen Sie nicht auf die Superdiäten der Promis herein, die Misserfolge sind oft hoch. Und probieren Sie nicht einen Diättrend nach dem anderen aus. Sicher, nicht alle Promis und Stars werben für gefährliche Diäten. Einige wollen anderen Frauen Vorbild sein und berichten von gesunden Ernährungsumstellungen auf vegan oder ketogen (fettreich), oder sie ernähren sich Low Carb (fettarm), wie es Kate Middleton tut. Diese Methoden fördern das Abnehmen, ohne dass dabei gehungert werden muss. Mehr dazu erfahren Sie in den nächsten Kapiteln.

Ziel: Wohlfühlen im eigenen Körper, ohne zu hungern!

Gehören Sie zu den Diäterprobten? Jede zweite Frau hat bereits mindestens einmal in ihrem Leben eine Diät ausprobiert und ist daran gescheitert. Denn fast alle klassischen Diäten setzen auf Verzicht und Hungergefühle. Dass diese daher langfristig nicht funktionieren, sollte Ihnen mittlerweile bewusst geworden sein. Schnell abzunehmen, bedeutet nicht, gleichzeitig zu hungern.

Aber es geht auch auf andere Art und Weise: etwa mit natürlichem Essverhalten, seriösen Diätmethoden sowie einer gesunden Ernährung, die auf einem einfach umzusetzenden Konzept beruht. Bewegung gehört ebenfalls dazu, aber auch Respekt und Achtung für sich selbst. Sich im Körper wohlzufühlen, bedeutet, ihm Gutes zu tun, ihn von Giftstoffen und ungesunden Lebensmitteln zu befreien und positiv durchs Leben zu gehen. Das ist für viele Frauen sicher nichts Neues. Allerdings ist vieles leichter gesagt als getan. Doch Körperrespekt lässt sich erlernen. Und beim schnellen und gesunden Abnehmen geht es darum, einen Weg zu finden, so gesund wie möglich zu leben, den Körper auf einem empfohlenen Gewicht zu halten und gleichzeitig von neu gewonnener Energie zu profitieren. Sprich, das Ziel sollte nicht sein, einem fremden Bild zu entsprechen, sondern den Körper zu optimieren.

Darum sollten Diäten nicht aus einer Verzichtspirale bestehen, sondern eine Möglichkeit bieten, den Körper auf gesunde Weise zu optimieren. Und Sie selbst sollten beim Abnehmen keinen Idealen nacheifern und sich keine bestimmten Kleidergrößen als Ziele setzen.

Tipp:

Wer abnehmen möchte, sollte das aus den richtigen Gründen tun. Dabei steht an erster Stelle, stets mit sich zufrieden zu sein, sich wertzuschätzen und sich an den schlechten Tagen nicht fertig zu machen. Auch diese Tage gilt es zu akzeptieren.

Kapitel 1: Schnell und nachhaltig ein gesundes Wohlfühlgewicht erreichen

Den Traum, schnell und nachhaltig abzunehmen, den hat wohl jeder schon einmal geträumt. Und das ist einer der Hauptgründe, warum so viele Frauen auf eine angebliche Wunderdiät hereinfallen. Die Wunschvorstellung, leicht abzunehmen, ist ja auch verlockend. Und die Werbung tut mit Sprüchen, die in einer Woche enorme Abnehmerfolge versprechen, ihr Übriges. Aber die Hoffnung auf die Wunschfigur wird nach kurzer Zeit getrübt. Denn die Diät oder der Shake waren wohl doch nicht das Richtige. Damit Diätdesaster der Vergangenheit angehören, sollten ab sofort nur noch gesunde Abnehmmethoden auf dem Plan stehen.

Was bedeutet eine gesunde Abnehmmethode?

Dabei handelt es sich um eine Methode, die keine Stressspuren im Körper hinterlässt und Sie zudem mit ausreichend Energie versorgt. Es ist eine Methode, die das Abnehmen erleichtert und die Kilos nachhaltig purzeln lässt. Sie ist mit einer positiven Sichtweise verknüpft und verneint jegliche Illusion. Das bedeutet nicht, dass die Umsetzung dieser Abnehmmethode ohne Zielsetzung gestaltet wird. Um nachhaltig und schnell abzunehmen, benötigen Sie Ziele. Allerdings geht es um kleine und vor allem realistische Ziele, die Schritt für Schritt konsequent umgesetzt werden.

> **Tipp:**
>
> Schwitzen und Bewegung zählen zum nachhaltigen Abnehmen stets dazu. Ganz weglassen können Sie dies nicht. Dabei muss es sich um kein völliges Auspowern handeln. Aber zwei bis dreimal die Woche rund 30 Minuten Training sollten es idealerweise sein. Radfahren, Schwimmen und Laufen eignen sich optimal und können auch in den stressigen Alltag eingebaut werden. Laufen Sie doch ins Büro oder fahren Sie mit dem Fahrrad zum Einkaufen.

Warum wollen wir schnell abnehmen?

Die Hose wird enger oder passt nicht mehr? Und das Gewicht auf der Waage steigt wieder an? Spätestens dann kommt der Wunsch auf, abzunehmen und eine Diät zu starten. Wenn zudem noch der nächste Sommerurlaub ansteht, oder Sie zu einer Hochzeit eingeladen sind, wollen Sie in kurzer Zeit schnell ein paar Kilos verlieren, um sich für das anstehende Event attraktiv und schlank zu fühlen. Doch auch gesundheitliche Gründe oder eine plötzliche Krankheit können ein Grund sein, weshalb man schnell abnehmen will. Rasch überschüssige Kilos zu verlieren, das funktioniert allerdings nicht so einfach. Und drastische Radikaldiäten schaden dem Körper nur und führen schnell wieder zu einer Gewichtszunahme.

Wenn Sie entschlossen sind, schnell ein paar Pfunde loszuwerden, für welchen Anlass auch immer, sollten Sie ausschließlich auf effektive und gesunde Tipps und Tricks vertrauen und Fehler vermeiden, die das Abnehmen womöglich verhindern.

> **Tipp:**
>
> Umfragen haben ergeben, dass die häufigsten Gründe für schnelles Abnehmen folgende sind: Rund zwei Drittel der Frauen wünschen, sich in ihrem Körper wohler zu fühlen. Die Hälfte der Frauen will abnehmen, um besser auszusehen und um Krankheiten vorzubeugen. Bei älteren Frauen spielt das Aussehen als Grund weniger eine Rolle. Hier wird oft der Rat vom Arzt als Motivation genannt.

Moderne Lebensweise erschwert Diäten und Abnehmen

Wenn es darum geht, abzunehmen, raten viele Ärzte und Ernährungsratgeber, weniger zu essen. Übergewichtige sollten zudem die Kalorienzufuhr reduzieren und genügend Willenskraft mitbringen. Einfach weniger zu essen oder die FdH-Methode anzuwenden, verfehlt allerdings bei den meisten Menschen ihre Wirkung. Und auch extreme Hungerdiäten sind nicht gut. Zumal sie eine hohe Rückfallquote haben und auf Verzicht setzen: Verzicht auf Fleisch, Kohlenhydrate, Zucker, Fett, Schokolade und so weiter. Ein Leben, das mit Verzicht zu tun hat, das ist in der heutigen Gesellschaft, in der ohnehin schon genug Alltagsstress vorherrscht, schwer durchzuhalten. Selbst wenn ein Wille da ist, so ist dieser doch begrenzt. Und wer sich quälen muss, der wird nicht lange motiviert bleiben. Da muss es bloß an anderer Stelle brennen und schon wird in alte Gewohnheiten zurückgefallen. Wer nachhaltig und gesund abnehmen will, der sollte zunächst bei der Lebensweise ansetzen und nicht auf irgendeine Crash-Diät bauen.

Doch was ist es genau, dass es uns in der modernen Lebensweise erschwert, eine Abnehmmethode erfolgreich durchzuführen? Zum einen hat es mit den Lebensmitteln zu tun. Was wir essen, sind vor allem Produkte der Lebensmittelindustrie, Fertigprodukte und Tiefkühlpizza, die schnell und bequem zubereitet werden können und Zeit in der Küche sparen. Sie passen auf den ersten Blick perfekt in den hektischen Alltag. Und den Kindern schmecken Pizza, Pasta & Co ja auch vorzüglich. Doch diese Produkte, die in großen Fabriken zusammengestellt werden, sind wenig gewinnbringend für den Körper. Sie verhindern, dass eine Abnehmmethode effektiv funktioniert. Wer an vielen Tagen in der Woche Fertiggerichte zu sich nimmt, verändert zudem seine Einstellung zum Essen. Und das bringt den Hormonhaushalt durcheinander. Der Appetit wird im Laufe der Zeit immer mehr angeregt. Und aufgrund ungesunder Mahlzeiten nimmt der Körper mehr Konservierungsstoffe auf, die neben Zucker dafür sorgen, dass es zu Übergewicht kommt.

Der stressige Alltag führt aber noch zu einem anderen Nebeneffekt: Es wird nicht nur ungesund, sondern zudem vermehrt emotional gegessen. Was bedeutet das? Nach einem harten Tag greifen viele Menschen zum Frustabbau oder als Belohnung zu einem Stück Kuchen oder einer Schokolade. Doch Essen in all seinen Formen ist generell bei Emotionen jeglicher Art eine beliebte Beschäftigung: Egal ob Trauer, Wut, Enttäuschung, Überforderung, oder Freude – der Griff zum Essen erfolgt in diesen Situationen oft unbewusst. Wer langfristig abnehmen möchte, sollte deshalb ein Ernährungstagebuch führen, um das eigene emotionale Essen zu analysieren. Ist das Problem bekannt, lässt es sich an der Wurzel angehen. Unter anderem können Sie für emotionale und belastende Situationen Kompensationsmöglichkeiten finden, um diese auf andere Art zu bewältigen. Oft genügt es schon, sich den Abläufen des emotionalen Essens bewusst zu werden.

Um aber die Essensgewohnheiten auf lange Sicht und vor allem erfolgreich zu ändern, sind gesunde Kompensationsmöglichkeiten notwendig. Sport wäre eine Möglichkeit. Denn Bewegung hilft, aufgestaute Emotionen loszulassen. Um negative Stimmungen ohne Essen zu bewältigen, sind Meditationen und Achtsamkeitsübungen ebenfalls sinnvoll. Als hilfreich erwiesen haben sich überdies Atemübungen, Spaziergänge und beruhigende Düfte. Sollte es dennoch nicht ganz gelingen, das Essen bei der Bewältigung von Stress und emotionalen Situationen wegzulassen, greifen Sie zu gesunden Alternativen: Statt Chips, Kuchen und Schokolade können Trockenfrüchte, selbst gemachte Müsliriegel, Nüsse oder Obst zu neuen Verhaltensweisen führen.

- Ein Emotionstagebuch hilft, unbewussten Ernährungsmustern auf die Spur zu kommen. Im Anschluss lässt sich nach Alternativen suchen.
- Achten Sie bei der Analyse auf alle möglichen signifikanten Geschehnisse im Alltag, um wiederkehrende Muster aufzuspüren.
- Sich von den emotionalen Essensangewohnheiten zu trennen, wirkt befreiend und tut der Figur sowie der Gesundheit gut.

Ein weiterer Punkt, der das Abnehmen erschwert, ist die Art, wie heute gegessen wird. Früher gab es feste Essenszeiten, an denen man am Tisch zusammen mit der Familie aß. Es wurde sich zudem für das Essen Zeit genommen. Heute essen wir meistens sehr schnell und nebenbei, während wir arbeiten, fernsehen, Auto fahren oder auf der Straße laufen. Hinzu kommt, dass viele Menschen sich nicht mehr genügend bewegen. Und ohne Bewegung kommt der Stoffwechsel nicht richtig in Schwung, um die aufgenommene Nahrung wieder zu verbrennen. Sie wird deshalb in Fettzellen abgespeichert.

> **Tipp:**
>
> Wenn Sie sich kaum bewegen, benötigt der Organismus weniger Energie, sprich weniger Nahrungsmittel und weniger Kalorien. Das bedenken viele Menschen nicht. Vor allem, wenn der Alltag stressig ist. Dann wird unbedacht mehr gegessen. Fallen aber Sport und Bewegung weg und sinkt der Energiebedarf, ist es wichtig, die Menge an Essen zu reduzieren. Das ist einer der Hauptgründe, warum in der heutigen Zeit Frauen und Männer mit ihrem Gewicht zu kämpfen haben und an guten Diäten scheitern: Sie essen mehr, als sie an Energie benötigen.

Alltag durch Schlankheitswahn geprägt

Das Schönheitsideal hat sich im Laufe der Jahrhunderte immer wieder gewandelt. Von der Antike bis hin zum 17. Jahrhundert zählten gut gebaute und kräftige Frauen mit gesunden Kurven zum Schönheitsideal. Ihnen wurde Gesundheit, Fruchtbarkeit, Schönheit, Reichtum und Wohlstand nachgesagt. Heute hingegen setzt man diese Eigenschaften mit Hungern und Schlankheit gleich. Allerdings entstand dieses Schönheitsideal erst in den letzten Jahrzehnten. Denn in den 50er-Jahren, als die ersten Filmstars berühmt wurden, waren Frauen wie Jane Mansfield oder Marilyn Monroe mit ihren runden Kurven begehrte Schönheiten. Erst als die Medien anfingen, dünne Frauen, Models und Stars zu propagieren, wurden superschlanke Frauen zum weiblichen Schönheitsideal. Und daraus ist mittlerweile ein Schönheitswahn entstanden.

Hintergrund:

Das heutige Schönheitsideal ist aber nicht nur durch die Medien, sondern ebenso durch die Medizin geprägt. Anfang des 20. Jahrhunderts wurde für eine amerikanische Lebensversicherung die Lebenserwartung bei Menschen definiert. Die Analyse erfolgte anhand verschiedener Kriterien, doch das Hauptkriterium bildete das Gewicht. Übergewichtige Menschen hatten demnach eine geringere Lebenserwartung und mussten höhere Prämien zahlen. Diese gesundheitspolitischen Maßnahmen wurden in den 1950er-Jahren weiter verschärft. Ein Idealgewicht wurde konstruiert, das auf dem Broca-Normalgewicht (nach dem Arzt Paul Broca) basierte und rund 15 Prozent unter dem heutigen Normalgewicht lag. Dadurch war es plötzlich nicht mehr ideal oder für die Versicherung gesund, ein normales Körpergewicht zu haben.

Dicksein und Übergewicht nicht angesagt

Dem bevorzugten schlanken Figurtyp bei einer Frau kommt in der westlichen Kultur weiterhin ein hoher Stellenwert zu. Medien, Fernsehkanäle und Zeitschriften haben einen großen Einfluss und tragen dazu bei, dass sich das Schlankheitsideal in den Köpfen der Gesellschaft verankert. Das ist ein Grund, warum die meisten Frauen diesem Schlankheitsideal entsprechen wollen, zumal auch der soziale Druck groß ist. Dicksein und Übergewicht sind schließlich nicht angesagt. Umfragen zeigen, dass viele Männer eine übergewichtige oder mollige Frauenfigur als unattraktiv einstufen. Und auch viele Frauen haben eine ähnliche Meinung. Sie versuchen ständig, Diäten zu halten oder Abnehmkuren durchzuführen, um das vermeintliche Idealgewicht zu erreichen oder zu halten. Langfristig wirkt sich dieser Schlankheitswahn negativ auf das Essverhalten aus. Es kommt zu einem gestörten Sättigungsgefühl, schwankendem

Gewicht, Befindlichkeitsstörungen und Gewichtszunahme. Wer sich beim Essen zügelt und versucht, das normale Hungergefühl zu unterdrücken, kann zudem Essstörungen entwickeln und unter Stimmungsschwankungen und Depressionen leiden.

Das von der Kultur und Gesellschaft vorgegebene Schönheitsideal stellt daher einen Risikofaktor für die eigene Gesundheit dar. Der weibliche Körper und dessen Wert wird heute stark an der körperlichen Erscheinung gemessen. Der soziale Druck ist für viele Frauen enorm. Denn der gegenwärtige Schlankheitskult führt in der Gesellschaft noch immer zu der Annahme, dass Frauen, die ihren Körper nicht im Griff haben, auch keine Kontrolle über ihre Lebensführung haben.

Es ist an der Zeit, als Gesellschaft das vorherrschende Schlankheitsdiktat zu hinterfragen. Körperformen sollten kein Beurteilungskriterium bilden.

Doch was ist Übergewicht überhaupt? Der Body-Mass-Index, der viele Jahre als Berechnungsgrundlage diente, ist mittlerweile überholt, da er lediglich das Gesamtgewicht in den Fokus nimmt, nicht aber, woraus es sich zusammensetzt. Menschen, die regelmäßig Sport treiben, haben dichte Muskeln – und diese wiegen mehr als Fettgewebe. So können sportliche Personen, weil sie einen hohen Muskelanteil haben, mehr Gewicht auf die Waage bringen als leicht übergewichtige Menschen. Diese Personen als übergewichtig einzustufen, wäre falsch. Dichte Muskeln wirken sich zudem positiv auf die Gesundheit und Lebenserwartung aus. Sich aufgrund des Gewichts für zu dick zu halten, ist deshalb falsch. Nutzen Sie den Schlankheitswahn beim Abnehmen bitte nicht zur Motivation! Wenn Sie schnell und gesund abnehmen wollen, müssen Sie den gängigen Schlankheitsvorstellungen den Rücken kehren. Trotz aller Mühe: Sie werden diese mit Ihrem tatsächlichen Aussehen nicht in Einklang bringen können. Erkennen Sie, dass Ihre Figur mit ihren individuellen Proportionen nicht durch ein geringeres Körpergewicht manipulierbar ist. Ein geringeres Körpergewicht führt auch nicht automatisch zur Traumfigur. Wenn Sie breite Hüftknochen haben, werden diese nach dem Abnehmen weiterhin breit bleiben.

> **Tipp:**
>
> Sie sind schön auf Ihre eigene Weise. Das bedeutet nicht, dass Sie nicht abnehmen sollten. Darum geht es in diesem Buch nicht. Aber es lohnt sich, die Motivationen ehrlich zu hinterfragen.

Ein Wort zum Dicksein:

Dicksein und Übergewicht können und dürfen schön sein und das Abnehmen sollte nicht aufgrund gesellschaftlicher Zwänge erfolgen, sondern nur, wenn es die Lebensqualität erhöht. Sie haben das Recht, so auszusehen, wie Sie möchten. Dass in der heutigen Gesellschaft Menschen aber noch immer aufgrund des Aussehens diskriminiert werden, ist traurig. Dabei gilt die vorherrschende Meinung zum Übergewicht längst als rückständiges Denken, das nicht zu rechtfertigen ist. Pflegen Sie deshalb ein Verhältnis zum eigenen Körper, unabhängig davon, wie viel er wiegt und wie er aussieht.

Frauen nehmen schwerer ab, besonders ab 40

Berücksichtigen Sie bitte, dass Frauen das Abnehmen grundsätzlich schwerer fällt als Männern. Denn Frauen haben von Natur aus einen höheren Körperfettanteil und einen langsameren

Stoffwechsel. Bei Männern ist das anders. Zudem ist der Grundumsatz bei ihnen höher als bei Frauen. Sie können mehr essen, ohne zuzunehmen (und außerdem verbrennen die männlichen Muskeln mehr Kalorien), aber auch schneller wieder abnehmen. Und vor allem schneller mehr abnehmen als Frauen.

Überdies steigen bei Frauen Fettanteil und Körperwasser mit zunehmendem Alter an. Auch bauen sie ab dem 40. Lebensjahr Muskelmasse ab – und zwar im Umfang von mehreren Kilogramm. Deshalb sammeln sich Fettpölsterchen leichter an. Das heißt, wenn ab einem gewissen Alter weniger Muskelmasse vorhanden ist, braucht der weibliche Körper weniger Energie und weniger Kalorien. Der Grundumsatz sinkt. Dann kann bereits ein Becher Fruchtjoghurt am Tag zu viel dazu führen, dass Sie zunehmen und mehr Körperfett zulegen.

> **Tipp:**
>
> Wenn Sie abnehmen wollen, sollten Sie Ihren Grundumsatz kennen. Denn wie Sie nun wissen, hängt dieser von Ihrem Alter ab.

Was können Sie im Alter tun, um übermäßigem Gewicht gegenzusteuern? Hier gilt es nicht nur, dem Grundumsatz entsprechend die Kalorien zu reduzieren und sich gesund zu ernähren, sondern ebenfalls durch Krafttraining die Muskelmasse aufzubauen und zu erhalten.

Abnehmen: die wahren Gründe finden

Da Frauen leichter zunehmen und das Gewicht von den weiblichen Hormonen abhängt, kommt es öfter im Leben dazu, dass es ein paar Kilogramm zu viel sind und das Gewicht schwankt.

Ernährungsmediziner haben herausgefunden, dass Frauen zudem emotionaler essen als Männer. Das bedeutet, viele sind Stress-Esserinnen. In belastenden Situationen, bei Alltagsstress oder nach einem Streit mit dem Partner greifen Frauen eher zum Essen als Männer. Sie essen vor allem Süßigkeiten und Naschkram, um das Belohnungszentrum im Gehirn zu aktivieren.

Die überschüssigen Pfunde, die zwischendurch immer wieder mal ansetzen, lassen sich mit den Methoden in diesem Buch erfolgreich bekämpfen. Doch die Frage nach dem Grund für das Abnehmen ist eine ernst zu nehmende. Denn ohne eine klare Motivation, die dahintersteht, gelingt der Gewichtsverlust nicht leicht.

Definieren Sie Ihre Gründe und Motivationen

Wie bereits erwähnt, soll Sie dieses Buch nicht dazu anregen, einem Schönheitsideal nachzueifern. Aber es gibt andere Gründe, die dafürsprechen, das Gewicht zu reduzieren. Unter anderem sind die Gesundheit und Psyche gute Gründe für das Abnehmen. Denn eine Gewichtsreduktion kann den Blutdruck senken und die Blutzuckerwerte positiv beeinflussen. Das Risiko, an bestimmten Krankheiten wie Diabetes Typ 2 zu erkranken, lässt sich durch die Gewichtsabnahme deutlich senken.

Ein weiterer Grund für das Abnehmen kann das Fehlen von Energie sein. Wenn Sie sich oft ausgelaugt und müde fühlen, lohnt es sich, den Energiehaushalt zu verbessern. Das erreichen Sie mit einer gesunden Ernährung und einem gesunden Normalgewicht.

Auch ist es ein angenehmes Gefühl, sich nach den ersten abgespeckten Pfunden vor den Spiegel oder ein Schaufenster zu stellen. Das Selbstbewusstsein freut sich ebenfalls.

> **Tipp:**
>
> Wenn Sie übergewichtig sind oder unter leichtem Übergewicht leiden, sind Entzündungskrankheiten häufiger der Fall. Gehören Sie zu diesen Menschen, liegt es daran, dass durch die Fettpölsterchen entzündungsfördernde Stoffe in die Zellen gelangen und sich dort ablagern. Auch in den Gefäßen mehren sich diese Stoffe. Sie können langfristig zu Arteriosklerose, Schlaganfällen oder Herzinfarkt führen. Durch das Abnehmen reduziert sich der Fettstoffwechsel und entzündungsfördernde Stoffe haben keine Chance mehr, sich im Körper einzunisten

Gute und gesunde Gründe, um abzunehmen:

- Sie verlangsamen Ihren Alterungsprozess, wenn Sie abnehmen, und sorgen dafür, dass Sie frisch und vital bleiben.
- Sie fühlen sich rundum besser.
- Sie verringern das Risiko, an bestimmten Krebsformen zu erkranken.
- Sie haben mehr Energie und Widerstandskraft.
- Sie verbessern Ihr Immunsystem und stärken die Abwehrkräfte.

An dieser Stelle lassen sich noch weitere Gründe nennen, die dafürsprechen, abzunehmen. Welcher Grund es auch immer ist, dieser sollte so konkret und vor allem so positiv wie möglich formuliert werden. Wenn Sie sich nicht sicher sind, welche Motivationen für Sie infrage kommen, starten Sie doch ein kleines Brainstorming. Notieren Sie sich alle Wünsche und Gedanken, die Ihnen in den Sinn kommen und formulieren Sie daraus Ihren persönlichen Abnehmgrund: „Ich will wieder in mein Lieblingskleid passen und mich in meinem Körper wohlfühlen."

Oder: „Ich möchte wieder Treppen steigen können, ohne außer Atem zu geraten."

Verknüpfen Sie Ihren Abnehmwunsch mit positiven Gedanken. Das geht einfacher als gedacht, indem Sie den Blickwinkel verändern. Statt zu sagen: „Ich muss die nächsten Wochen auf Chips und Süßigkeiten verzichten", können Sie sagen: „Ich freue mich darauf, viele süße und gesunde Alternativen auszuprobieren." Mit dieser Motivationsstrategie lässt sich die gewählte Abnehmmethode leichter durchhalten.

Gesunde und realistische Abnehmziele setzen

Schneller Gewichtsverlust bedeutet nicht, in wenigen Tagen gleich mehrere Kilogramm abzunehmen. Dies ist nicht realistisch. Was auch immer Werbung, Medien und andere Diätbücher versprechen, der Gewichtsverlust erfolgt nicht im Rekordtempo. Denn in einem Kilogramm Körperfett stecken rund 7.000 Kalorien. Bei einem Energieverbrauch von rund 1.500 bis 2.000 Kalorien pro Tag müsste theoretisch zumindest über dreieinhalb Tage lang gar nichts gegessen werden, damit das Kilogramm Fett verbrannt werden würde. Eine Nulldiät hält aber niemand drei Tage lang durch und funktioniert in der Praxis auch nicht.

Bei einem gesunden Abnehmen lassen sich pro Tag maximal 100 bis 200 Gramm Gewicht abbauen. Mit zusätzlicher Bewegung ist vielleicht etwas mehr drin. Wenn die Waage nach einigen Tagen oder einer Woche ein Kilogramm weniger anzeigt, ist das erfreulich. Allerdings handelt es sich bei dem anfänglichen Gewichtsverlust weniger um Fett. Der Körper baut nämlich zuerst die Zucker- und Kohlenhydratspeicher ab, die in Wasser gebunden sind. Dieses Wasser geht also zunächst verloren und sorgt für den Verlust von rund 1–2 Kilogramm pro Woche. Nach etwa zwei Wochen, wenn das überschüssige Wasser vom Körper abgebaut wurde, verlangsamt sich der Abnehmprozess automatisch. Nachhaltiges Abnehmen erfolgt deshalb nicht von heute auf morgen. Wenn von einem schnellen Gewichtsverlust gesprochen wird, sind mehrere Wochen oder sogar Monate gemeint. Nur dann kommt es zum Fettabbau, nur dann hält das Abnehmen an, was ja auch das Ziel sein soll.

Welches Ziel ist realistisch?

Angenommen, Sie wollen 10 Kilogramm abnehmen. Dann sollten Sie sich kleine Zwischenziele setzen, statt gleich die 10 Kilogramm anzugehen. Realistisch ist es, zu sagen: „Ich möchte pro Monat zwei Kilogramm abnehmen." Wenn es dann mehr sind, wunderbar. Aber durch diese Etappenziele verlieren Sie nicht die Motivation. Auch nehmen Sie den Druck heraus. Da es in einem Monat vielleicht etwas mehr Kilos sind und im nächsten Monat ein kleiner Rückschlag erfolgt, sollte der Plan der 10 Kilogramm nicht genau auf fünf Monate angesetzt sein. Hier ist es sinnvoll, einen weiteren Monat für eventuelle Rückschläge und die natürlichen Gewichtsstagnationen mit einzuplanen. Bei der realistischen Zielsetzung sollten die Erwartungen zudem heruntergeschraubt werden, sodass Sie nicht unnötig in Stress geraten oder frustriert sind. Denn Stress und Frust behindern den Abnehmprozess. Ist ein Zwischenziel erreicht, dürfen Sie sich etwas Leckeres gönnen. Das kann ein Stück des Lieblingskuchens sein oder ein paar Chips am Abend. Diese Belohnung gilt es natürlich ohne schlechtes Gewissen und bewusst zu genießen.

Tipp:

Die ernährungswissenschaftliche Empfehlung lautet, maximal 0,5 Kilogramm pro Woche abzunehmen.

Mechanismen hinter dem Abnehmen

Wer abnehmen will, der sollte – wie bereits erwähnt – mehr Energie verbrennen als aufnehmen. Zu bedenken ist, dass jeder Körper und somit jeder Stoffwechsel anders beschaffen sind. Das bedeutet, dass nicht jede Diät oder Abnehmmethode gleich gut funktionieren oder für Sie geeignet sind. Der Erfolg des Gewichtsverlusts hängt zudem nicht nur von der Menge der verzehrten Kalorien ab, sondern davon, was gegessen wird und welchen glykämischen Index die Nahrung aufweist. Der Grundumsatz spielt ebenfalls eine Rolle.

Entgegen weitläufiger Meinung beeinflusst Sport das Abnehmen weniger als angenommen. Zu dieser überraschenden Erkenntnis kamen Wissenschaftler. Sie fanden heraus, dass körperliche Bewegung nicht das Wichtigste ist, wenn Sie abnehmen wollen. Das bedeutet nicht, dass Sie auf Bewegung oder Sport im Alltag verzichten sollten, doch ist es nicht nötig, dass Sie sich jeden Tag auspowern, um Gewicht zu verlieren. Denn es sind andere Mechanismen, die darüber bestimmen, ob Gewicht verloren wird. Und zwar tatsächlich vorwiegend, was Sie verzehren und wie viel davon. Das wirkt sich auf das Abnehmen um ein Vielfaches mehr aus als Sport. Das Interessante dabei ist, dass jeder Mensch mit anderen Nahrungsmitteln am effektivsten abnehmen kann. Diese Erkenntnis bedeutet, dass Sie sich einen individuell zugeschnitten Plan zur Gewichtsminderung erarbeiten sollten, statt auf eine Universaldiät zu vertrauen.

Funktionsweise des Organismus – wie viel Energie setzt Ihr Körper durchschnittlich um?

Der Organismus bezieht über die Nahrung chemische Energie. Diese muss er anschließend nutzbar machen. Dafür werden die Nährstoffe aus den Lebensmitteln aufgespalten und verstoffwechselt. Erst danach stehen dem Körper energiereiche Treibstoffe zur Verfügung. Mithilfe des Sauerstoffs, den Sie einatmen, werden diese energiereichen Treibstoffe dann verbrannt.

Was der Körper nicht sofort für Energie benötigt speichert er in der Leber zwischen – und zwar entweder in Form von Glykogen (Kohlehydrate) oder als Fett. Sollte die Leber voll und kein Platz mehr vorhanden sein, lagert der Organismus die überschüssige Energie in den Fettzellen ein. Der Körper baut daraufhin Fettpölsterchen auf. Daraus lässt sich schließen, dass Sie erst zunehmen, wenn der Organismus zu Energie erhält, die er dann nicht mehr in der Leber zwischenspeichern kann. Natürlich laufen diese biochemischen Prozesse bei jedem Menschen anders ab. In Forschungen fanden Wissenschaftler heraus, dass jeder Mensch einen anderen Kalorienbetrag benötigt, um gesund zu bleiben, und dass jede Kalorie, die diese Energiezufuhr überschreitet, zu einer raschen Gewichtszunahme führen kann – und zwar unabhängig davon, wie viel Sport jemand treibt.

➢ Ein erwachsener Mann benötigt rund 2.600 Kalorien pro Tag, der Grundumsatz einer erwachsenen Frau beträgt etwa 1.900 Kalorien.

➢ Bereits ein Überschuss von 50-100 Kalorien pro Tag (ein bis zwei kleine Kekse) kann das Gewicht jährlich um ein bis drei Kilogramm nach oben treiben. Wer jeden Tag etwas Kleines nascht, nimmt in zehn Jahren sogar rund 10 bis 30 Kilogramm zu.

Die Nahrung setzt sich aus den drei Makronährstoffen Fett, Proteinen und Kohlenhydraten zusammen. Jeder dieser Bestandteile sorgt für eine andere Energiemenge. Wissenschaftler fanden heraus, dass sich aus Proteinen und Kohlenhydraten rund vier Kalorien (Energie) pro Gramm gewinnen lassen. Bei Fett sorgt ein Gramm bereits für neun Kalorien. Diese Werte zu kennen, ist wichtig, um zu ermitteln, wie viel Energie der Organismus aus den jeweiligen Bestandteilen bezieht. Auch die Beschaffenheit und Zusammensetzung entscheiden darüber, wie gut der Organismus die Nahrung verdauen oder verwerten kann. Denn viele Lebensmittel bestehen nicht nur aus Protein, Fett oder Kohlenhydraten, sondern verfügen auch über Ballaststoffe oder setzen sich aus verschiedenen Makronährstoffen zusammen.

Mandeln zum Beispiel sind schwerer verdaulich und liefern dem Körper weniger Kalorien als Mandelbutter (bei gleicher Menge). Sie machen aber länger satt. Das Gleiche gilt für alle Vollkornprodukte, ballaststoffreiches Getreide (Gerste, Dinkel, Roggen) und Hafer. Sie werden ebenfalls ineffizient verstoffwechselt. Das bedeutet: Der Körper scheidet bei diesen Lebensmitteln mehr Kalorien wieder aus und verlangsamt den Stoffwechsel. In einer Studie von Susan B. Roberts und Sai Krupa, zwei US-Ernährungswissenschaftlerinnen, zeigte sich, dass Probanden, die eine Vollkorndiät mit zahlreichen Ballaststoffen erhielten, täglich 100 Kalorien verloren. Dass sich dieses Defizit auf Dauer auf das Gewicht auswirkt und langfristig zu einer signifikanten Gewichtsreduktion führt, ist nicht verwunderlich.

- Kalorien sind nicht gleich Kalorien. Jedes Nahrungsmittel wird vom Körper anders verdaut und beeinflusst den Stoffwechsel auf andere Art und Weise. Je intensiver der Stoffwechsel arbeitet und je leichter verdaulich die Speisen sind, desto schwerer fällt es, das Gewicht zu kontrollieren.
- Wer vornehmlich Nahrungsmittel isst, die ineffizient verstoffwechselt werden, wird es leichter haben, abzunehmen.

Welche Faktoren beeinflussen Hunger und Sättigung?

Der Glykämische Index (GI) eines Nahrungsmittels ist ein Maß dafür, wie stark sich dieses auf den Blutzuckergehalt und somit das Hungergefühl auswirkt. Protein- und ballaststoffreiche Lebensmittel sowie Lebensmittel mit komplexen Kohlenhydraten haben einen relativ niedrigen GI und erzeugen ein nachhaltiges Sättigungsgefühl. Nahrung mit leicht verdaulichen, einfachen Kohlenhydraten besitzt einen hohen GI und macht weniger satt. Sie führt deshalb unbewusst zu einer höheren Kalorienaufnahme. Denn die Sättigung hält nicht so lange an. Lebensmittel mit einem hohen GI beeinflussen demnach das Sättigungsgefühl und verkürzen es.

Wie kennzeichnen sich leicht verdauliche, einfache Kohlenhydrate? Und haben komplexe Kohlenhydrate einen geringen GI?

Lebensmittel mit einem hohen GI besitzen in der Regel einfache Kohlenhydrate und Zucker und sorgen für eine erhöhte Produktion von Insulin. Um länger satt zu bleiben, sollten diese Nahrungsmittel gemieden werden. Nun wird so mancher denken: Halt! Zucker steckt doch in jedem Lebensmittel. Das ist auch richtig. Aber Zucker unterteilt sich in verschiedene Arten. Es gibt guten und bösen Zucker.

Besonders schlecht für das Sättigungsgefühl und Gewicht sind Einfachzucker, auch als Monosaccharide bezeichnet. Sie gehören genauso wie Zweifachzucker, Disaccharide genannt, zu den einfachen Kohlenhydraten. Wie der Name erkennen lässt, bestehen sie nur aus einem oder zwei Molekülen. Hingegen enthalten Lebensmittel mit komplexen Kohlenhydraten Mehrfachzucker, Oligosaccharide genannt, und Vielfachzucker, die als Polysaccharide bekannt sind. Sie wirken sich positiv auf das

Sättigungsgefühl aus. Diese Zuckerarten bestehen aus mindestens acht Zuckermolekülen. Bei den Vielfachzuckern sind es sogar mehr als zehn Zuckermoleküle.

Einfach- und Zweifachzucker stecken in Milchprodukten, Honig und einigen Früchten sowie in Bier und Haushaltszucker. Auch Laktose ist ein Zweifachzucker.

> **Hinweis:**
>
> Nur weil Obst und Honig Einfach- und Zweifachzucker enthalten, sollten Sie diese nicht komplett aus dem Speiseplan streichen. Denn sie enthalten viele lebenswichtige Nährstoffe und gehören zu einer gesunden Ernährung dazu. Außerdem hat sich herausgestellt, dass die Fructose die Insulinproduktion nicht in die Höhe treibt. Sprich, Früchte zählen zu den Ausnahmen – hier kommt es nur auf die Menge an.

Mehrfach- und Vielfachzucker finden sich unter anderem in Hülsenfrüchten, Reis, Vollkornprodukten, Haferflocken und Kartoffeln.

- Lebensmittel mit Einfach- und Zweifachzucker haben einen hohen GI und wirken sich negativ auf das Sättigungsgefühl aus.
- Wenn auf einem Lebensmittel die Inhaltsstoffe Galaktose und/oder Maltose, Glukose, Fruktose, Dextrose, Saccharose usw. zu lesen sind (alles ist Zucker, was mit „ose" endet), handelt es sich um Einfach- bzw. Zweifachzucker. Es sind also Lebensmittel mit einem hohem GI.
- Wenn Maltodextrin oder Maltotriose als Inhaltsstoffe angegeben werden, handelt es sich um Mehrfach- bzw.

Vielfachzucker. Diese Lebensmittel haben einen geringen GI.

Es ist also ein Unterschied, ob Sie Schokoladenkuchen mit Einfachzucker und somit einfache Kohlenhydrate essen oder einen Linsensalat, der komplexe Kohlenhydrate und Mehrfachzucker enthält. Das bedeutet, selbst wenn beide Speisen die gleiche Anzahl an Kalorien hätten, wirken sie sich aufgrund der jeweiligen Zuckerart unterschiedlich auf das Sättigungsgefühl aus. Der Darm spaltet Einfach- und Zweifachzucker, sprich einfache Kohlenhydrate, sehr schnell auf. Die Bauchspeicheldrüse muss dann richtig zügig arbeiten und viel Insulin produzieren, damit die vielen aufgespaltenen Zuckerteilchen (sie bestehen ja nur aus einem oder zwei Molekülen) ins Blut abgegeben werden können. Der Blutzuckerspiegel steigt, Hungergefühle kommen wieder auf.

Bei einer Speise mit komplexen Kohlenhydraten hingegen, wie Linsen, braucht der Darm länger für die Aufspaltung und die Bauchspeicheldrüse muss weniger arbeiten. Zudem werden weniger Zuckerteilchen aufgespalten, was den Blutzuckerspiegel nicht so extrem in die Höhe schnellen lässt.

Viele Studien und Untersuchungen belegen, dass nicht nur Lebensmittel mit einem niedrigen GI, sondern zudem protein- oder ballaststoffreiche Mahlzeiten gut sättigen und Hungergefühlen entgegenwirken. Sie alle lassen den Blutzuckerspiegel nur wenig ansteigen.

Neben der Wahl der Lebensmittel spielt auch das Gehirn eine Rolle bei Hunger und Appetit. Denn es koordiniert Signale, die von zahlreichen Sinnesorganen ausgehen. Sobald Sie mit Nahrung konfrontiert sind, fängt das Gehirn an, das auszuwerten und auf dieser Grundlage Hungergefühle oder Appetit zu entwickeln. Das bewegt Sie dann zum Verzehr des Lebensmittels.

Jeder, der bereits Heißhunger verspürt hat, weiß, dass dies eine mächtige Empfindung ist. Hunger an sich ist auch nicht schlecht. Denn es sicherte den Vorfahren das Überleben. Moderne Ernährungswissenschaftler raten deshalb dazu, das Hungergefühl nicht zu ignorieren oder gar zu verdrängen. Wirklich förderlich ist es nämlich nicht, wenn abgenommen werden soll. Stattdessen liegt der Erfolg darin, Hunger erst gar nicht aufkommen zu lassen. Was bedeutet das für das Abnehmen? Die Antwort ist einfach. Essen bevor es zu Hunger kommt und Hungergefühle während des Abnehmens durch geeignete, satt machende Lebensmittel reduzieren.

Hinweis:

Bei einer Studie aus dem Jahr 2000 zeigte sich, dass ein Frühstück mit einem hohen GI wie Cornflakes dazu führt, dass Sie ein paar Stunden danach automatisch mehr essen und mehr Kalorien zu sich nehmen als nach einem Frühstück mit niedrigem GI, wie zum Beispiel Rührei.

Psychologische Mechanismen beim Abnehmen verstehen

Dass Wechselwirkungen zwischen Psyche und Körper bestehen, ist bekannt. Die Psyche hat deshalb auch Auswirkungen auf das Gewicht. Dabei spielt es keine Rolle, auf welche Ernährungsform Sie setzen. Aktuelle Studien haben ergeben, dass das eigene Körpergewicht zu einem großen Teil davon abhängt, wie Sie denken, sich verhalten und fühlen. Martin Teufel, Direktor der Essener Klinik für psychosomatische Medizin und Psychotherapie, erforscht die psychologischen Mechanismen, die hinter dem Abnehmen stehen. Seinen Forschungsergebnissen nach ist es wichtig, das eigene Verhalten zu analysieren und im

Anschluss eine Diät zu planen, um die Gewohnheiten ändern zu können. Denn schon im Supermarkt entscheidet die psychische Konstitution darüber, ob zu einem Schokoriegel gegriffen wird oder nicht. In der heutigen Welt sind Lebensmittel zudem immer und überall verfügbar. Die Menschen wollen so viel wie möglich und schnell davon essen. Das ist evolutionär bedingt. Schließlich sorgte dieser Mechanismus früher für das Überleben. Nahrung war viel weniger verfügbar als heute. Sich gegen den Schokoriegel zu entscheiden, ist deshalb nicht einfach. Umso wichtiger ist es, sich der eigenen Verhaltensmuster bewusst zu werden. Das ist der erste Schritt und kann helfen, dem Drang nicht nachzugeben. Wenn Sie abnehmen wollen, sollte sich die Ernährungsumstellung zudem gut in den Alltag integrieren lassen. Denn davon hängt die Durchhaltefähigkeit ab. Auch Spaß sollte dabei eine Rolle spielen, dann bleibt die Motivation beim Abnehmen hoch.

Des Weiteren ist bekannt, dass Stress zu Übergewicht führen kann. Vor allem, wenn der Stress im Alltag dauerhaft ist. Unter Anspannung essen viele Menschen, um sich zu beruhigen. Dem lässt sich mit kleinen Tricks entgegenwirken. Zum Beispiel, indem Sie die Mahlzeiten auf einem kleineren Teller zu sich nehmen. Auch Achtsamkeit hilft, um bei einem selbst zu bleiben. Wenn Sie Ihre falschen Verhaltensweisen erkennen, können Sie diesen entgegenwirken und so das Stresslevel senken.

> ➢ Wir essen oft nicht, weil wir Hunger haben. Viel zu oft ist Essen mit Emotionen, Gewohnheiten, Stimmungen und Traditionen verknüpft. Ein Stück Kuchen zu essen, befriedigt meistens kein körperliches Bedürfnis, sondern kompensiert Stimmungen, Stress und Gefühle. Denn während des Essens wird das Belohnungssystem im Gehirn aktiviert. Daraufhin wird das Glückshormon Dopamin ausgeschüttet.

> Studien haben gezeigt, dass eine Gewichtszunahme mit bestimmten Charaktereigenschaften zusammenhängt oder durch diese beeinflussbar ist. Unter anderem legen Menschen, die oft feindselig gegenüber anderen sind und versteckte Aggression haben, häufig an Gewicht zu. Das gilt auch für Personen, die zynisch und misstrauisch gegenüber anderen Menschen sind. Diese negativen Eigenschaften hängen eng mit ständiger Gewichtszunahme zusammen. Aber auch positive Eigenschaften wie Geselligkeit und Risikofreudigkeit können für Gewichtszunahmen sorgen, da Menschen mit diesen Eigenschaften ihre Impulse nicht so gut unter Kontrolle haben.

> Menschen, die gewissenhaft sind, haben ihr Gewicht meistens unter Kontrolle. Sie verfügen über ein hohes Maß an Selbstdisziplin und können Pläne gut erarbeiten und einhalten. Beim Abnehmen ist es deshalb ratsam, sich selbst zu beobachten und anschließend zu kontrollieren. So gelingt es, Versuchungen vorüberziehen zu lassen und Momente des Frusts zu überstehen.

> Eine gesunde Psyche sorgt für ein gesundes Gewicht. Wer abnehmen will, sollte die psychologischen Aspekte nicht unterschätzen.

Rahmenbedingungen für langfristigen Gewichtsverlust

Eine Methode, um Gewicht zu verlieren und langfristig zu halten, ist, die aufkommenden Hungergefühle während des Abnehmens zu kontrollieren. Das lässt sich unter anderem durch die Wahl geeigneter Lebensmittel erreichen. Ein Speiseplan mit protein- und ballaststoffreichen Lebensmitteln, die einen niedrigen GI haben, eignet sich hierfür sehr gut. Studien haben gezeigt, dass Personen, die sich hauptsächlich von Fisch, Bohnen, Äpfeln,

Gemüse, Hühnerfleisch und Vollkornweizen ernähren, besser und langfristiger abnehmen. Sie verloren sogar mehr Gewicht als Menschen, die bei gleicher Energiezufuhr (Anzahl der Kalorien) auf kohlenhydratarme Ernährung bauten, ebenfalls mit Lebensmitteln mit niedrigem GI. Die Ballaststoffe und Proteine haben einfach bessere Hunger reduzierende Eigenschaften und werden vom Körper schlechter verstoffwechselt. Dennoch, jeder Mensch ist individuell. Und die genannte Methode macht vor allem bei Personen, die vermehrt Insulin ausschütten, Sinn. Denn Menschen, die mit einer schwachen Insulinausschüttung gesegnet sind, können essen, was sie wollen. Bei ihnen spielt es keine Rolle, ob sie sich für eine Diät mit höheren oder niedrigeren Protein- oder Kohlenhydratanteil entscheiden. Sie profitieren von jedem Ernährungsprogramm gleich gut.

Langfristiger Erfolg beim Abnehmen stellt sich ein, wenn die Erwartungen realistisch sind und das eigene Verhalten gut kontrollierbar ist. Selbstkontrolle ist das A und O, aber auch Vertrauen in sich selbst und Motivation.

Zur Gewichtskontrolle, sprich zum Halten des Gewichts sowie zum Abnehmen, eignet sich Sport übrigens lediglich bedingt. Es ist erwiesen, dass je mehr Sport man macht, desto weniger Kalorien verbrennt der Körper in sportfreien Zeiten. Bewegung alleine reicht also nicht aus, um Gewicht zu verlieren. Der Körper passt sich nämlich an die erhöhte Bewegung an und spart in der Folge Energie ein. Auch werden durch Sport weniger Kalorien verbraucht als viele annehmen.

Eine Stunde Joggen verbrennt gerade mal so viel wie eine Tafel Schokolade. Und selbst bei einem anstrengenden Fitnessworkout lassen sich nur um die 500 Kalorien verbrennen. Das entspricht in etwa einem Teller Nudeln mit Käsesauce. Zudem haben viele Menschen nach dem Sport Hunger und sind ausgelaugt. Das heißt, an diesem Tag gehen sie keinen weiteren

Tätigkeiten nach und legen die Füße hoch. Wer sich hingegen nicht auspowert, aber eine höhere Grundaktivität hat (abholen der Kinder in der Schule zu Fuß, kochen, putzen, Spülmaschine ausräumen, etwas aus dem Keller holen), verbraucht ebenfalls Kalorien. Denn jede noch so kleinste Alltagstätigkeit bewirkt das.

Der Schlüssel für nachhaltiges, langfristiges Abnehmen liegt deshalb weniger im Sport, sondern in der Ernährung. Sport sollte dennoch nicht komplett ignoriert werden. Denn um das Gewicht zu halten, kann körperliche Aktivität hilfreich sein. Hierfür gibt es auch eine logische Erklärung: Verliert der Körper Gewicht, benötigt er automatisch weniger Energie, sprich Kalorien. Das bedeutet, dass nach dem Abnehmen die Kalorienreduktion aufrechterhalten werden sollte und nicht wieder die gleichen Mengen gegessen werden dürfen. Wer sich allerdings nach dem Abnehmen viel bewegt und Sport treibt, sorgt dafür, dass überschüssige Kalorien nicht in Fettpolstern angelegt werden.

> **Tipp:**
>
> Langfristige Gewichtsreduktion gelingt nicht allein durch Sport. Auch ist Sport nicht ausschlaggebend, sondern die veränderte Ernährung.

Kapitel 2: Die besten Hinweise zum Abnehmen, ohne zu hungern!

In diesem Kapitel geht es um Diätmythen, gesunde Tipps zum Abnehmen ohne Einschränkungen, typische Abnehmfallen sowie clevere Abnehmmethoden, die nur indirekt etwas mit der Ernährung zu tun haben.

Wenn Sie langfristig abnehmen wollen, dürfen Sie nicht hungern. Die Idee, mit wenig Essen viel abzunehmen, ist falsch. Das Gegenteil ist der Fall: Wer sich ganz normal satt isst und nicht hungert, der nimmt besser ab. Bei einer zu geringen Kalorienaufnahme gerät der Organismus in den Sparmodus. Sobald wieder mehr gegessen wird, kommt es zum ungewollten Jo-Jo-Effekt. Hungern ist beim Abnehmen also keine Lösung. Gefragt ist stattdessen eine Ernährungsumstellung, die ausgewogene und gesunde Lebensmittel enthält. Machen Sie außerdem Schluss mit den falschen Diätmythen.

Schluss mit Diätmythen! Die größten Mythen auf dem Prüfstand

Diätmythen gibt es viele. Die meisten von ihnen sind bereits in Fleisch und Blut übergegangen und zählen längst zu den Volksweisheiten.

Der wohl bekannteste Mythos ist: Spätes Abendessen macht dick. Das ist falsch. Wissenschaftler konnten belegen, dass es egal ist, zu welcher Uhrzeit gegessen wird. Wichtig ist, wie viele Kalorien der Körper am Tag erhält und dass die benötigte Menge an Energie nicht überschritten wird. Ansonsten dürfen Sie nach 17 Uhr mit Lust und Laune schlemmen.

Auch der klassische „Friss die Hälfte"-Mythos hält sich immer noch hartnäckig. Dabei ist er längst überholt. Es mag zwar sein, dass Sie bei der FdH-Kost kurzfristig große Abnehmeffekte erzielen. Doch diese Tortur ist langfristig unmöglich durchzuhalten. Selbst mit größter Disziplin lässt sich die Essensmenge nicht dauerhaft konsequent halbieren. Zumal der Heißhunger bei der FdH-Diät viel häufiger zwischen den Mahlzeiten auftaucht. Da wird dann schnell etwas gegen den kleinen Hunger genascht. Und oft sind es diese Snacks für zwischendurch, die im Anschluss für Fettpölsterchen sorgen.

Der dritte häufig gehörte Diätmythos lautet: Fett macht dick und ist schlecht. Falsch! Einige Fettsäuren sind sogar lebenswichtig, da der Körper sie nicht selbst produzieren kann und diese über die Nahrung zugeführt werden müssen. Es ist natürlich wichtig, zwischen gesunden und ungesunden Fetten zu unterscheiden. Gesund sind alle Pflanzenöle, aber auch tierische Fette, die beim Essen von Meeresfrüchten oder Fisch in den Organismus gelangen. Diese Fettsäuren wirken sich positiv auf die Gesundheit aus, vermindern Entzündungen und stärken Herz und Blut. Wissenschaftler raten, mindestens 25 Gramm Fett pro Tag zu essen. Ideal ist ein täglicher Fettkonsum von 30 Gramm. Wer regelmäßig weniger Fett isst, macht sein Immunsystem schwach und bringt den Hormonhaushalt durcheinander.

Ein weiterer Mythos, der im Zusammenhang mit schnellem Abnehmen oft angeraten wird, ist der Verzehr von Lightprodukten, die zucker- oder fettarm sind. Doch diese Lebensmittel wirken keine Wunder. Zumal viele dieser Produkte eigentlich keine „Light"-Produkte sind, selbst wenn dies auf dem Etikett steht. Viele dieser Light-Nahrungsmittel enthalten sogar mehr Kalorien als das Original. Besonders bei Milchprodukten sollten Konsumenten vorsichtig sein. Sahne lässt sich nämlich nicht fettarm produzieren. Außer sie wird mit kohlenhydrathaltigen Bindemitteln, die Zucker enthalten, versehen. Diese Zucker werden anschließend vom Körper in Fettzellen umgewandelt. Ein positiver Effekt stellt sich bei Lightprodukten also nicht ein. Allerdings gibt es bisher kaum gesetzliche Kontrollen, was die Kennzeichnung diese Lebensmittel betrifft. Viele Produkte dürfen deshalb den Zusatz „Light" tragen. Wenn Sie abnehmen wollen, sollten Sie alle Lightprodukte meiden. Außerdem stecken in vielen Light-Lebensmitteln zweifelhafte Inhaltsstoffe. Der gesundheitliche Nutzen ist demnach ebenfalls gering oder sogar negativ.

Neueste Erkenntnisse aus der Ernährungsforschung

Die Forschung und Wissenschaft hat auf die Frage, ob bestimmte Diäten gesund sind oder welche Langzeiteffekte sie haben, keine Antworten. In vielen Bereichen fehlen aufwendige Studien, die Langzeiteffekte untersuchen. Allerdings nutzen viele Pseudowissenschaftler diesen Fakt für sich. Sie predigen, wie gesund und angeblich effektiv eine bestimmte Diätform sei, ohne sich auf wissenschaftliche Erkenntnisse berufen zu müssen. Was bekannt ist, ist, dass die physiologische Wirkung einer Diät bei jedem anders ausfällt.

Ebenfalls als gesichert gilt, dass Low-Carb-Diäten sowie die ketogene Ernährung, die ebenfalls eine Form der Low-Carb-Ernährungsweise ist, helfen, Gewicht zu verlieren. Die aktuelle Studienlage zeigt, dass die Low-Carb-Ernährung zu einem schnellen und hohen Gewichtsverlust in den ersten sechs Monaten führt. Ob der Abnehmerfolg mit diesen Diäten von Dauer ist, lässt sich allerdings derzeit nicht sagen. Denn die meisten

Studien finden nur über einen Zeitraum von sechs Monaten statt. Die wenigen Langzeitstudien, die es zu Low-Carb- und ketogener Ernährung gibt, deuten darauf hin, dass nach sechs bis sieben Monaten der Jo-Jo-Effekt eintritt und Abnehmwilligen danach wieder zunehmen. In der Praxis liegt das oft daran, dass sich viele nicht mehr an den vorgegebenen Diätplan halten. Menschen, denen es gelingt, mit einer professionellen Diät bzw. Ernährungsumstellung das Gewicht zu reduzieren und zu halten, schaffen das in der Regel maximal fünf Jahre. Spätestens danach ist das Ausgangsgewicht wieder erreicht oder sogar überschritten.

Wissenschaftler raten deshalb dazu, sich phasenweise Low Carb zu ernähren. Vor allem bei der ketogenen Ernährung hat sich gezeigt, dass sich dadurch der Jo-Jo-Effekt vermeiden lässt. Des Weiteren sollte Verhaltungsforschung betrieben werden. Moderne Forschungen zeigen, dass psychologische Prozesse wie der persönliche Umgang mit Stress sowie Emotionen und Impulsivität eine große Rolle beim Ab- oder Zunehmen spielen. Wer gut mit Stress umgehen und leicht planen kann, hat Studienergebnissen zufolge bessere Chancen, sein verringertes Gewicht langfristig zu halten.

Und welche Methoden helfen bei Fettleibigkeit? Menschen, die an Adipositas leiden, können diese nicht mit ein paar Korrekturmaßnahmen, Schlankmachern und Diäten rasch aus der Welt schaffen. Komplexe Mechanismen im Körper bestimmen darüber, wie der Organismus das Gewicht reguliert. Hier spielt die Zusammensetzung der Nahrung eine große Rolle. Fest steht: Je ungesünder die Ernährung, desto leichter kommt es zu Übergewicht.

Hintergrund:

Die Ernährungsforschung zählt zu den jungen Wissenschaften. Studien zu Diäten und Ernährungsformen müssen sich mit komplexen Fragestellungen befassen. Sie werden zudem von schwer messbaren oder unbekannten Faktoren beeinflusst, weshalb es schwierig ist, eindeutige Ergebnisse zu erhalten. Denn das Gewicht wird neben der Ernährung auch durch die individuelle Lebensgestaltung sowie durch Erbanlagen beeinflusst. Das ist ein Grund, weshalb Studien oft zu widersprüchlichen Ergebnissen kommen. Neue Untersuchungsmethoden und moderne Forschungsansätze ermöglichen neue Einblicke. Sie führen dazu, dass viele der bislang gültigen Erkenntnisse korrigiert werden. In diesem Buch werden diese Erkenntnisse und Faktoren berücksichtigt sowie überholte Fakten ausgeklammert. Das bedeutet aber nicht, dass Sie mit einer bestimmten Diät keinen Erfolg haben können.

Diese typischen Abnehmfallen vermeiden

Bevor es in diesem Buch um die besten Methoden für schnelles und gesundes Abnehmen geht, werden hier die typischen Abnehmfallen beschrieben, die Ihnen zum Verhängnis werden könnten. Wenn Sie diese kennen und vermeiden, erhöhen sich die Chancen, Gewicht zu verlieren und Sie erreichen leichter Ihr Abnehmziel. Schließlich soll das Motto nicht „dick trotz Diät" lauten. Und im Alltag lauern mehr Abnehmfallen, als Sie glauben. Sie alle können die Diät leicht sabotieren. Vor allem, da nicht alles, was gesund erscheint, auch gesund ist.

Im Folgenden erfahren Sie nun, was einer erfolgreichen Ernährungsumstellung im Weg stehen könnte.

Lebensmittel, die mehr Hunger machen

Lebensmittel, die Hunger machen, gibt es viele. Dazu zählen alle Produkte, die viel Zucker und ungesunde Kohlenhydrate enthalten. Besonders gefährlich sind allerdings Fertigprodukte. Oft ist nämlich nicht klar, was sich darin befindet. Außerdem enthalten sie Geschmacksverstärker, die einen mehr essen lassen. Viele Fertigprodukte sind überdies mit unnötig viel Zucker und Salz versehen oder besitzen einen hohen Fettanteil. Wer im Alltag seltener zum Kochen kommt, sollte also nicht wahllos zu Fertigprodukten greifen, sondern lieber vorkochen und kleine Portionen einfrieren, die sich dann unter der Woche leicht auftauen lassen. Mittags in der Kantine gilt es, sich möglichst kalorienbewusst zu ernähren. Hier sind es die Soßen und Dressings, die viele Kalorien enthalten und für mehr Hunger sorgen können. Das Weißbrot, das oft als Beilage gegessen wird, macht ebenfalls nicht lange satt. Es lässt den Blutzuckerspiegel wieder viel zu schnell in die Höhe schießen, sodass der nächste Heißhunger nicht lange auf sich warten lässt.

Viele glauben auch, dass Fruchtsäfte gesund sind und beim Abnehmen statt Cola, Limonade und Bier getrunken werden sollten. Zwar haben frische Säfte viele Vitamine, doch besitzen sie ebenso viel Fruchtzucker. Dieser lässt den Blutzuckerspiegel ebenfalls ansteigen, sodass der Magen kurz darauf wieder knurrt. Zu den Wenig-Sattmachern zählen natürlich auch Süßigkeiten und gesüßte Lebensmittel wie Cornflakes und Lightprodukte. Was viele nicht wissen: Wurstwaren und Gewürzmischungen können, wenn sie chemisch hergestellte Geschmacksverstärker enthalten, ebenfalls mehr Hunger produzieren.

Diese Lebensmittel sind hungerverstärkend:

- Weißbrot
- Weizennudeln

- Alkohol
- Fruchtsäfte
- Marmelade
- Diätdrinks
- Wurst
- Chips
- Fertiggerichte
- Soßen
- Cornflakes
- Süßigkeiten
- Trockenobst
- Fruchtjoghurt

Übermotivation bringt oft das Gegenteil

Haben Sie sich entschlossen, ein paar Kilos zu verlieren, dann sollen sich die Erfolge natürlich möglichst schnell einstellen – so geht es oft von 0 auf 100. Allerdings führt Übermotivation seltener zum gewünschten Erfolg. Sie zählt sogar zu den Abnehmfallen. Stellen Sie sich vor, Sie starten ein Abnehmprogramm, schrauben die Kalorien nach unten und füllen die ganze Woche mit anstrengenden Trainingseinheiten aus. Dann sind Sie schnell k. o. Der Körper schaltet durch den plötzlich stark erhöhten Grundumsatz, den er durch Sport benötigt, in den Hungermodus um. Er senkt also den Grundumsatz und das verlangsamt den Gewichtsverlust. Deshalb sollten Sie, wenn Sie Sport in das Abnehmprogramm mit einbauen, Ihren Grundumsatz kennen und es nicht übertreiben. Der Grundumsatz lässt sich übrigens leicht selbst errechnen.

- Damit der Körper nicht in den Hungermodus fährt, sollten Sie nur ganz gering unter dem benötigten Grundumsatz bleiben (maximal 200 bis 400 Kalorien weniger).

- Den Grundumsatz zu errechnen, ist im Internet wie bei www.ernaehrung.de/berechnungen/energiebedarf möglich.

Übermotivation ist auch aus einem anderen Grund nicht sinnvoll. Der Körper wird sich rächen, wenn dieser zu schnell und zu stark belastet wird. Der Geist spielt ebenfalls nicht mit. Denn das ständige sich selbst Anfeuern erzeugt Druck. Zudem geht dadurch schnell der Blick für die Realität verloren. Manche Menschen steigern sich allerdings in das Abnehmen so hinein, dass sie ihrem Körper zu viel zumuten und ihm schaden. Das führt oft zu einer Gewichtszunahme statt zum Gewichtsverlust. Berücksichtigen Sie, dass Ihr Körper Zeit braucht, um sich umzustellen, und Sie sich und anderen nichts beweisen müssen. Wenn Sie abnehmen wollen, tun Sie sich wirklich nichts Gutes, wenn Sie sich jeden Tag zwei Stunden auspowern oder plötzlich die Kalorienanzahl radikal senken. Starten Sie die Diät langsam und Schritt für Schritt.

Stress erschwert das Abnehmen

Körperlicher oder emotionaler Stress erschwert das Abnehmen. Wenn Sie unter Stress stehen, wird das innere Alarmsystem aktiviert. Ihr Körper stößt Adrenalin und Noradrenalin aus. Dieses wird auch ausgeschüttet, wenn Sie auf der Flucht sind oder sich in einer Kampfsituation wiederfinden. Sprich, Ihr Körper schaltet in den puren Überlebensmodus. In der Folge fängt Ihr Herz an zu rasen, der Blutdruck steigt. Das kostet den Körper viel Energie. Die Nebennieren sind nach einer Stressattacke sogar regelrecht erschöpft, es kommt zum Cortisolmangel. Und wenn das Stresslevel wieder abfällt, fühlen Sie sich unterzuckert und bekommen Hunger oder Heißhunger. Oft steigt die Lust auf Süßes und Ungesundes an. Der Körper will nämlich die verbrauchten Kalorien so schnell wie möglich wieder hereinholen.

Beobachten Sie sich das nächste Mal in einer Stresssituation und analysieren Sie Ihr Essverhalten während und nach einem stressigen Moment. Oft erfolgt der Griff zur Schokolade und anderen zuckerhaltigen Speisen durch den außer Kontrolle geratenen Blutzuckerspiegel unbewusst. Da Stress zudem das Sättigungshormon Leptin unterdrückt und gleichzeitig das Appetit machende Hormon Ghrelin erhöht, werden Sie in diesen Situationen oft mehr essen oder regelrecht Süßigkeiten in sich hineinstopfen, um sich wieder zu beruhigen.

Stress im Alltag zu vermeiden, ist natürlich nicht komplett möglich. Job und Familie fordern Sie heraus. Aber Sie können lernen, in Stresssituationen dem Heißhunger nicht oder nur kontrolliert nachzugeben. Statt Schokolade oder anderen ungesunden Süßigkeiten können Sie für diese Momente gesunde Varianten wie Datteln oder Nüsse bunkern. Der Körper bekommt durch sie ebenfalls viel Energie. Gleichzeitig tritt ein Sättigungsgefühl ein.

Hinweis:

Stress verursacht nicht nur Heißhunger. Wissenschaftler haben herausgefunden, dass der Fettabbau durch das Stresshormon gehemmt wird. Das bedeutet: Nach Stress kann der Körper weniger Kalorien abbauen – und zwar sogar noch am Folgetag. Aber nicht nur das: Zudem konnten Forscher nachweisen, dass sich bei gestressten Frauen der Insulinwert erhöht, was es noch weiter erschwert, Fett zu verbrennen. Folglich lagert der Körper mehr Fett im Gewebe ein und es kommt zu einer Gewichtszunahme.

Vorsicht vor Wundermitteln und Superfood

Superfood, zu dem Gemüse und Obst zählen, die viel Stärke besitzen, sind einer Diät leider weniger zuträglich. Dazu zählen Erbsen, Mais, Bananen oder Kartoffeln. Denn die enthaltene Stärke ist nichts anderes als Mehrfachzucker, der ähnlich wirkt wie herkömmlicher Zucker und den Blutzuckerspiegel ansteigen lässt. Das Sättigungsgefühl hält nicht so lange an. Regelmäßig verspeist, führen diese Lebensmittel deshalb zu einer Gewichtszunahme.

Seien Sie auch vorsichtig, wenn von angeblichen Superfood-Diäten gesprochen wird. Im Internet gibt es zahlreiche Tipps zum Abnehmen mit Superfood. Oft wird von erstaunlichen Ergebnissen gesprochen. Doch in der Realität funktioniert ein Abnehmen mit Superfoods nicht ganz so einfach. Zwar handelt es sich bei Superfoods häufig um Obst und Gemüse mit einem sehr hohen Anteil an Nährstoffen und Vitaminen, allerdings können diese keine wahren Wunder vollbringen. Es reicht also nicht, einfach ein paar Superfood-Produkte am Tag zu essen. Ein Abnehmen gelingt nur, wenn Sie sich jeden Tag gesund ernähren und die Kalorienanzahl etwas herunterschrauben. Wenn Sie aber abends Chips essen oder andere ungesunde Speisen verzehren, dann bringt Superfood wenig. Außerdem haben nicht alle Superfoods geringe Kalorien. Sie können, wenn sie in großen Mengen verspeist werden, sogar eine Gewichtszunahme fördern.

Das Gleiche gilt für Wundermittel, die in Online-Apotheken verkauft werden und angeblich aus natürlichen Superwirkstoffen oder pflanzlichen, hungerstillenden Inhaltsstoffen bestehen. Diese Superfood-Pillen sollen schnell Kilos purzeln lassen. Doch vor diesen Wundermitteln sollten Sie Abstand nehmen. Denn es gibt keine Wundermittel. Und schon gar nicht genügt es, diese einfach einzunehmen, um abzunehmen.

- Einige Superfood-Lebensmittel können die Fettverbrennung ankurbeln und das Abnehmen unterstützen. Sie alleine sorgen aber für keine Gewichtsabnahme. Das hängt von der gesamten Ernährung ab.
- Wenn Sie die Fettverbrennung aktivieren wollen, helfen unter anderem grüner Tee, Mandeln, Maca-Pulver, Acai, Zimt und Kokosöl.

Alkohol vermindert Abnehmerfolge

Auch wenn Alkohol ein leckeres Getränk ist, enthält es viele Kalorien – sogar mehr, als viele denken. In einem Glas Wein steckt bereits eine halbe Mahlzeit. Wer abnehmen will, tut sich deshalb keinen Gefallen, wenn jeden Abend Alkohol getrunken wird. Einige alkoholische Getränke können sogar regelrecht auf die Hüften schlagen. Vor allem, wenn sie viel Zucker enthalten. Ein 0,2 Glas Rotwein hat rund 150 Kalorien. Ein Radler, das zu den Lieblingsgetränken der Deutschen gehört, liefert pro 0,1 Liter bereits 43 Kalorien. Ein halber Liter dieses Limo-Biergemisches hat demnach 215 Kalorien. Trendgetränke wie Aperol Spritz oder Hugo liefern pro Glas bis zu 250 Kalorien. Wer eine Piña Colada trinkt, ersetzt aufgrund des hohen Kaloriengehalts eine komplette Mahlzeit. Natürlich müssen Sie während Ihrer Diät nicht komplett auf Alkohol verzichten. Doch sollten Sie die Kalorienanzahl der jeweiligen alkoholischen Getränke im Hinterkopf behalten.

Tipp:

> Alkohol ist ein echter Figurkiller. Während der Körper damit beschäftigt ist, den Alkohol abzubauen, stoppt der Fett- und Kohlenhydratstoffwechsel. Der Stoffwechsel wird ausgebremst. Das verhindert im Anschluss eine ausreichende Fettverbrennung.

> Trinken Sie während der Diät alkoholfreie Getränke. Sie haben weniger Kalorien als echte alkoholische Getränke. Bei einer Ernährungsumstellung oder im Rahmen der Gewichtsreduktion ist es deshalb ratsam, zu den alkoholfreien Alternativen zu greifen. Besonders bei Wein macht sich der Kalorienunterschied bemerkbar. Alkoholfreier Wein besitzt nur rund 25 Kalorien pro 100 Milliliter, während das Original rund 85 Kalorien bei gleicher Menge hat. Übrigens: Alkoholfreies Bier, alkoholfreier Wein und alkoholfreier Sekt sind relativ gesund und entlasten die Leber sowie den Stoffwechsel. Alkoholfreier Wein senkt sogar den Blutdruck.

Erfolgreiche Abnehmmethoden für schnellen Gewichtsverlust, ohne zu hungern

Jeder hegt einmal den Wunsch, schnell und unkompliziert an Gewicht zu verlieren. Vor allem, wenn der nächste Urlaub oder ein besonders Event bevorsteht. Dann greifen viele zu einer erfolgversprechenden Crash-Diät, die rasche Hilfe bieten soll, um die Fettpölsterchen zu eliminieren und damit Gewicht zu reduzieren. Doch diese Schnelldiäten haben einen Haken: Sie haben mit Verzicht und Hungern zu tun und funktionieren nicht dauerhaft. Wenn Sie sich für erfolgreiche Methoden für einen schnellen Gewichtsverlust interessieren, sollten Sie weniger an Diäten denken, sondern eher an eine umfassende Ernährungsumstellung.

Beim Abnehmen sollte heute auch niemand mehr hungern. Jeder darf sich beim Abnehmen ohne schlechtes Gewissen satt essen. Denn Lebensmittel, die kalorienarm und gleichzeitig sättigend sind, gibt es mehr als genug. Wenn Sie nebenbei den Zucker- und Salzkonsum reduzieren, die Proteinzufuhr erhöhen und nicht unüberlegt essen, sondern die Mahlzeiten im Voraus planen, sollten Kilos purzeln.

> **Tipp:**
>
> Zum Abnehmen zählen neben gesundem Essen ausreichend Schlaf und Wasser, regelmäßige Bewegung sowie Achtsamkeit und Intuition.

Gehen Sie gegen Ihre alten Gewohnheiten an, und essen Sie nicht, weil es gerade passt oder Zeit dafür ist, sondern nur, wenn Sie Hunger verspüren. Hören Sie auf Ihren Körper und verzichten Sie auf unnötige Kalorien. Ernährungsexperten raten außerdem dazu, zwischen den Mahlzeiten vier bis fünf Stunden vergehen zu lassen. Auf keinen Fall sollten Sie so lange warten, bis Sie eine Heißhungerattacke verspüren. Gehen Sie nicht hart mit sich ins Gericht, wenn es einen Tag mit dem Abnehmen nicht klappt. Abnehmen ist ein Prozess, der nicht von heute auf morgen gelingt.

Geben Sie sich ausreichend Zeit und setzen Sie sich kleine Zwischenziele. Und ganz wichtig: Gönnen Sie sich zwischendurch auch etwas! Wenn Sie glücklich sind, halten Sie die Diät leichter und länger durch und nehmen Rückschläge nicht so schwer. Hat Ihnen das noch keinen Mut gemacht? Dann lesen Sie die folgenden Kapitel aufmerksam durch. Darin finden sich vielseitige Tipps, die sich direkt und indirekt auf das Abnehmen auswirken und von jedem leicht umzusetzen sind.

Schlank mit gesundem Schlaf

Schlaf ist die beste Medizin, und zwar für alles Mögliche. Auch wenn Sie effektiv abnehmen wollen. Denn der Schlaf zählt zu den ausgiebigsten Fettverbrennungsphasen des Tages. Und Sie können diese sogar noch erhöhen. Dafür sollten Sie sich am Tag mit ausreichend Nährstoffen versorgen, die der Körper während des Schlafs gut verwerten kann. Ebenfalls ist es wichtig, sich einen regelmäßigen Schlafrhythmus mit festen Bett- und Aufstehzeiten anzugewöhnen. Jedenfalls so gut, wie das möglich ist. Wer unregelmäßig schläft, der leidet unter höherem Blutdruck und erhöhten Blutzuckerwerten. Studien haben gezeigt, dass Menschen, die fast immer zur gleichen Zeit schlafen gehen und morgens zur selben Zeit aufstehen, generell weniger Gewichtsprobleme haben und weniger wiegen. Ebenfalls haben Forscher herausgefunden, dass mit zunehmender Schlafdauer der Taillenumfang abnimmt. Sprich, wer mehr schläft – mindestens sieben Stunden pro Nacht – kann sein Gewicht leichter kontrollieren.

Aufgrund der Studienergebnisse wurden in den vergangenen Jahren Diäten entwickelt, die sich den Schlaf als Abnehmmittel zunutze machen. Die Deutsche Gesellschaft für Ernährung rät zu der Diätform, die von Dr. Detlef Pape entwickelt wurde. Das Prinzip seines „Schlank im Schlaf"-Konzepts beruht auf einer Ernährung, die Proteine und Kohlenhydrate kombiniert und somit am Abend zu einer geringeren Insulinausschüttung führt. Während morgens noch bedenkenlos ein kohlenhydratreiches Frühstück eingenommen werden darf, sollte beim Mittagessen bereits eine Kombination von Proteinen und Kohlenhydraten erfolgen. Am Abend wird auf Kohlenhydrate verzichtet und proteinreich gespeist. Dr. Pape hat für die Errechnung des abendlichen Proteinbedarfs in Gramm eine Formel entwickelt. Sie lautet BMI x 1,5. Der Verzicht auf die abendlichen Kohlenhydrate führt dazu, dass der Körper während des Schlafs auf die Fettdepots zugreift, um Energie zu gewinnen. Laut Dr. Pape lassen sich mit dieser Technik bis zu 100 Gramm Fett pro Nacht verbrennen.

- Bei der „Schlank im Schlaf-Diät" beträgt die tägliche Menge an Kohlenhydraten, verteilt auf Frühstück und Mittagessen, rund 75 bis 125 Gramm. (BMI ist ausschlaggebend)
- Gegessen werden drei Mahlzeiten über den Tag verteilt, mit jeweils mindestens 4–5 Stunden Pause. In diesen Zeiträumen darf nichts gegessen, sondern nur Tee, Wasser oder Kaffee getrunken werden.
- Das Abendessen besteht aus proteinreichen Lebensmitteln wie Fleisch, Milchprodukten, Eiern, Fisch, kohlenhydratarmem Gemüse und Salaten.
- Da sich die „Schlank im Schlaf-Diät" hauptsächlich auf Proteine konzentriert, zählt diese Diätform zu den Low-Carb-Diäten.
- Schlank im Schlaf funktioniert nur im Zusammenhang mit einer bewussten Ernährung. Wer alles mögliche Ungesunde über den Tag verteilt isst, wird wenig von der Methode profitieren können.

Abnehmen mit Hypnose

Sie wollen Ihr Gewicht nicht nur mit einer Ernährungsumstellung reduzieren, sondern noch weitere Maßnahmen ergreifen, die das Abnehmen indirekt unterstützen? Dann könnte die Hypnose etwas für Sie sein. Dabei handelt es sich um die medizinische Hypnose, die von seriösen Ärzten durchgeführt wird. Sicher haben Sie schon gehört, wie durch medizinische Hypnose Suchtkrankheiten geheilt und Raucherentwöhnungen durchgeführt werden können. Zudem lassen sich Schmerzen und Depressionen mit Hypnose therapieren und der Heilungsprozess verschiedenster Krankheiten unterstützen.

Warum sollte die medizinische Hypnose nicht auch bei der Gewichtsreduzierung helfen? Natürlich können mit einer Hypnosesitzung die überschüssigen Kilos nicht einfach weggezaubert werden, aber eingefahrene Verhaltensmuster, fehlendes Durchhaltevermögen sowie ungesunde Einstellungen, die das Abnehmen erschweren, lassen sich dank der Hypnose durchbrechen. Die Hypnotherapie, die eine wissenschaftlich anerkannte Methode ist, kann tief verankerte Gedanken und Verhaltensweisen, die das Essen betreffen, verändern. Wenn es Ihnen im Alltag schwerfällt, auf Süßes, Zuckerhaltiges und Fettiges zu verzichten, können Sie mit der Hypnose den Heißhunger auf diese ungesunden Lebensmittel reduzieren und so eine Basis für eine gesunde Ernährung und einen Gewichtsverlust schaffen. Studien zeigen, dass die Hypnotherapie als Ergänzung zu einer Diät zu positiven Ergebnissen führt und das Abnehmen tatsächlich erleichtert. Damit kann es zu einer erhöhten Gewichtsabnahme kommen. Insbesondere wenn über einen langen Zeitraum von mehr als einem Jahr eine Diät durchgeführt wird, kann die Hypnose Jo-Jo-Effekte verhindern und zu konstanten Gewichtsverlusten verhelfen.

Neben der Hypnotherapie durch einen professionellen Arzt können Sie das Abnehmen mit Selbsthypnose unterstützen. Im Internet, aber auch auf CDs und in Podcasts lassen sich geführte Hypnosemediationen finden, die mit Glaubenssätzen und Suggestionen arbeiten. Sie stärken den Willen, wirksam abzunehmen. Unter Trance werden hilfreiche Vorstellungen angeleitet, die mit Ihrer Zielsetzung zu tun haben und suggerieren, wie Sie sich nach dem Abnehmen fühlen und wie Sie aussehen werden. Meistens reicht eine angenehme Entspannung, um diese Vorstellungen zu festigen.

Diese Selbsthypnose-Sessions sollten einmal am Tag, am besten morgens nach dem Aufwachen oder abends vor dem Einschlafen, gehört werden.

- Studien haben ergeben, dass die Selbsthypnosetherapien das Sättigungsgefühl positiv beeinflussen und negativen

Verhaltensmustern entgegenwirken. Sie stellen ein ideales Instrument für alle Abnehmwilligen dar. Besonders ist diese Methode aber für Menschen geeignet, die kein großes Durchhaltevermögen haben.
- Wenn Sie mehr über Hypnose und Hypnotherapie erfahren und auf der Suche nach einem professionellen Hypnotherapeuten sind, ist für weiterführende Informationen die Website www.hypnose.de empfehlenswert, der Milton Erickson Gesellschaft für Klinische Hypnose e.V.

Lesetipp für Interessierte:

Dr. Christian Stock, Oberarzt einer psychosomatischen Fachklinik, mit seinem Ratgeber aus dem Jahr 2011: *Abnehmen mit Selbsthypnose (mit Audio-CD)*.

Stoffwechselanalyse und Bluttest durchführen

Um effektiv abzunehmen sowie gesund zu leben, ist es sinnvoll, vor Beginn der Diät eine Stoffwechselanalyse und einen Bluttest durchzuführen. Denn bei jedem Menschen funktioniert der Stoffwechsel anders und bei jedem sind die Vorgänge im Organismus unterschiedlich intensiv. Diese verschiedenen Konstitutionen führen dazu, dass jeder anders abnimmt. Den eigenen Stoffwechsel zu kennen, hilft demnach bei der Zusammenstellung eines individuellen Diätplans. So wissen Sie, welche Nährstoffe und Lebensmittel zu Ihrem Organismus passen und für eine effektive Gewichtsabnahme sorgen.

> **Hinweis:**
>
> Für den Körper und das Verstehen der individuellen Stoffwechselprozesse sind eine Stoffwechselanalyse sowie eine Blutanalyse genau das Richtige. Damit lassen sich zudem Nahrungsmittelunverträglichkeiten feststellen.

Der Stoffwechsel (Fachbegriff Metabolismus), umfasst sämtliche chemischen Prozesse im Körper. Dazu gehören die Aufnahme, der Transport und die Umwandlung von Stoffwechselendprodukten sowie die Verwertung der einzelnen Nährstoffe. Wenn eine Stoffwechselstörung vorliegt, kann es zu einer Gewichtszunahme kommen. Wenn Sie zum Beispiel eine Nahrungsmittelunverträglichkeit haben, ohne es zu wissen, kommt es zu Stoffwechselblockaden und Beschwerden. Sie kann sogar die Ursache für Übergewicht darstellen.

Eine Stoffwechselanalyse setzt dort an, wo über eine passende Diät nachgedacht wird. Diese Analyse bildet das Fundament für ein nachhaltiges Abnehmen. Die dazugehörende Blutanalyse ermittelt, welche Nahrungsmittel für Sie verträglich sind und gut verstoffwechselt werden und welche Lebensmittel Sie lieber meiden sollten. Dementsprechend gehören die Aufdeckung von Nahrungsmittelunverträglichkeiten und die Definition des Stoffwechseltyps zu den Ergebnissen. Denn es gibt drei verschiedene Typen.

Sie wurden in den 1950er-Jahren von dem Psychologen und Arzt Dr. William Sheldon definiert. Der erste Stoffwechseltyp ist der **ektomorphe Typ**. Personen, die dazu zählen, haben einen schnellen Stoffwechsel und kennzeichnen sich durch einen schlanken Körperbau. Sie können viel und alles Mögliche essen, ohne wirklich zuzunehmen. Aber dafür fällt es ihnen schwer, Muskeln aufzubauen. Auch zunehmen ist für sie nicht leicht.

Ektomorphe Typen sind auf viele Kohlenhydrate und Proteine angewiesen.

Der zweite Typ ist der **mesomorphe Typ**. Diese Personen haben in der Regel eine athletische Figur und können leicht Muskeln aufbauen. Das Gewicht zu halten, fällt ihnen relativ leicht. Sie haben eine typische X-Figur und der Körperfettanteil ist gering. Allerdings setzt sich das Fett bei ihnen gerne am Bauch und den Hüften an. Eine ausgewogene Mischung aus Fetten und Proteinen sowie ausreichend Kohlenhydrate sind der beste Weg für mesomorphe Typen. Um abzunehmen, sollten sie die Kalorienzufuhr und den Anteil an Kohlenhydraten senken. Mesomorphe Stoffwechseltypen haben zudem große Abnehmerfolge, wenn sie Intervallfasten praktizieren.

Der dritte Stoffwechseltyp auf dem Bild ist der **endomorphe Typ**. Diese Personen sind eher breit gebaut, ihr Stoffwechsel ist langsam. Sie nehmen schneller als andere zu, können aber auch leichter Muskeln aufbauen. Da der Körperfettanteil generell relativ hoch ist, sollten endomorphe Typen darauf achten, weniger Kohlenhydrate, aber dafür mehr Proteine und Fette zu essen. Um die Fettverbrennung anzukurbeln, ist eine Reduzierung von Kohlenhydraten sehr wichtig. Auch müssen sie mit hochwertigen Lebensmitteln ein Kaloriendefizit aufbauen. Strenge Diäten sind für endomorphe Typen überhaupt nicht geeignet und sogar kontraproduktiv. Denn ihr Körper fährt den langsamen Stoffwechsel bei einer strengen Diät noch weiter herunter.

Neben den drei genannten Stoffwechseltypen gibt es auch Mischtypen. Ob Sie zu den Mischtypen zählen, erfahren Sie ebenfalls mithilfe der genannten Stoffwechselanalyse. Danach lassen sich Rückschlüsse auf die Fettverbrennung ziehen. Folglich kann die Ernährung entsprechend angepasst und verbessert werden, sodass die Fettverbrennung angekurbelt wird. Je nach Typ ergibt sich ein individuelles Verhältnis von

Kohlenhydraten, Proteinen und Fetten. Das bedeutet: Mithilfe der Stoffwechselanalyse/Bluttests wird der persönliche Bedarf an Makro- und Mikronährstoffen sowie Vitaminen und Mineralstoffen berechnet. Dieser Ernährungsplan sorgt nicht nur für einen Gewichtsverlust, sondern hält dauerhaft gesund und stärkt das Wohlbefinden.

- So schön es wäre, jedoch gibt es keine allgemeingültige Diät. Die individuellen Stoffwechselprozesse im Körper nehmen einen großen Einfluss auf das Abnehmen. Nur wenn sie bekannt sind, können Sie einen effektiven Diätplan erstellen.
- Eine Stoffwechselanalyse und ein Bluttest zeigen mögliche Unverträglichkeiten sowie Störungen auf und ein Ernährungsplan, der darauf basiert, führt zu einer besseren Gewichtsreduktion.
- Die Stoffwechselanalyse kann zu Hause stattfinden. Die Ergebnisse lassen sich zudem einfach auswerten. Die Analyse erfolgt, wie auch beim Arzt oder Heilpraktiker, mithilfe eines DNA-Tests per Speichelprobe. Die Tests lassen sich bequem online bestellen und liefern zuverlässige Ergebnisse. Nachdem Sie die Speichelprobe genommen haben, schicken Sie den Teststreifen in ein zertifiziertes Labor. Die Ergebnisse werden danach per E-Mail oder auf Wunsch per Post an Sie gesandt. Die Selbsttests sind in der Regel günstiger als beim Arzt. Denn die Krankenkasse zahlt die Analyse nur in seltenen Fällen.
- Was die Auswertung betrifft, so erhalten Sie beim Selbsttest unter anderem Informationen darüber, welcher Stoffwechseltyp Sie sind. Auch erfahren Sie, welche Ernährungsform geeignet ist und welche genetischen Veranlagungen Sie haben. Überdies schicken viele Labore gleich einen abgestimmten Lebensmittelplan mit und verraten, welche Art Sport beim Abnehmen am

effektivsten bei Ihnen anschlägt. Je nach Anbieter und Testmethode kostet ein Selbsttest zwischen 150 und 400 Euro. Ein günstiger Stoffwechseltest/Bluttest lässt sich auf https://www.bluttest-online.de/ recherchieren.

Tipps, um den Stoffwechsel anzuregen

Wenn Sie wissen, welcher Stoffwechseltyp Sie sind, können Sie diesen bis zu einem gewissen Grad beeinflussen und mit verschiedenen Methoden anregen. Neben dem bereits genannten Element Sport lässt sich der Metabolismus durch den Verzehr von bestimmten Lebensmitteln zur Aktivität zwingen. Zudem gibt es noch andere Tipps, die im Folgenden vorgestellt werden. Sie können mit diesen leicht umzusetzenden Methoden Ihr Gewicht beeinflussen und ein weiteres Zunehmen verhindern. Selbst wenn die Stoffwechselfunktion genetisch bedingt ist, müssen Sie nicht verzweifeln. Fett kann selbst mit einem langsamen Stoffwechsel zum Verbrennen gebracht werden – und das, ohne auf Essen verzichten zu müssen. Die Lebensmittel, die den Stoffwechsel anregen, sorgen für eine ausreichende Energiegewinnung und fördern eine schlanke Figur. Kombiniert man sie mit einer gesunden Abnehmmethode, ist ein Gewichtsverlust in greifbarer Nähe.

Eine – auch bei Hollywood-Promis beliebte – Methode, um den Stoffwechsel zu aktivieren, ist das tägliche Trinken von stillem Wasser mit frisch gepresster Zitrone. Besonders wirksam ist diese Methode morgens, direkt nach dem Aufstehen vor dem Frühstück. Im Laufe des Tages lässt sich das Zitronenwasser auch durch sogenanntes Fusion-Wasser ersetzen. Das ist Wasser mit klein geschnittenem Obst oder Beeren. Auch Gemüse lässt sich ins Wasser legen. Das Fusion-Wasser schmeckt frisch und hält den Stoffwechsel den ganzen Tag über auf Trab.

Falls Sie etwas essen möchten, das den Stoffwechsel in Gang bringt, können Sie auf Lebensmittel mit hohem Proteingehalt oder komplexen Kohlenhydraten zurückgreifen. Wie Sie bereits gelernt haben, verlangsamen diese die Verdauung und sorgen für ein länger anhaltendes Sättigungsgefühl. Nutzen Sie gerne die GI-Tabelle. Die dort aufgeführten Lebensmittel sind ebenfalls stoffwechselanregend.

Ebenfalls für den Stoffwechsel förderlich sind pflanzliche, hochwertige Öle und Fette. Sie sollten beim langfristigen Abnehmen grundsätzlich ein wichtiger Bestandteil der Ernährung sein. Interessanterweise können auch bestimmte Kräuter und Gewürze den Stoffwechsel anregen. Dazu zählen Cayennepfeffer, Chili, Petersilie, Koriander, Muskat, Zimt und Ingwer.

Was die Verteilung der Mahlzeiten angeht, sollten Personen, die unter einem langsamen Stoffwechsel leiden, später am Morgen frühstücken. Denn wie Geist und Körper muss auch der Stoffwechsel zuerst aufwachen. Wer direkt nach dem Aufwachen frühstückt, behindert schlimmstenfalls die Fettverbrennung. Was landläufig als gesund und wichtig empfunden wird, ist veraltet. Vor allem der Leitspruch „Geh nicht ohne Frühstück aus dem Haus!" sollte nicht mehr zu Ihren Lebensweisheiten gehören. Lassen Sie dem Körper morgens Zeit, sich hochzufahren. Diese Zeit sollte mindestens 30 Minuten, besser aber ein bis zwei Stunden betragen. Frühstücken Sie zudem nichts Großes. Ideal ist ein kleiner Snack.

Weitere Tipps, die den Stoffwechsel in Gang bringen:

- Statt Nahrungsergänzungsmitteln und synthetischen Proteinshakes stets auf unverarbeitete und frische Lebensmittel setzen.

- Bauen Sie lösliche Ballaststoffe in den täglichen Speiseplan ein! Flohsamenschalen sind zur Stoffwechselanregung sehr empfehlenswert.
- Nutzen Sie Kokosöl und MCT-Öl in der Küche. Sie enthalten mittelkettige Triglyceride, die vom Organismus nicht als Fett eingelagert werden und den Stoffwechsel in hohem Maße anregen.
- Koffein, grüner Tee und Paprika können den Grundumsatz um bis zu 100 Kalorien täglich steigern. Sie sind die perfekten Stoffwechselaktivisten.
- Sport kurbelt den Stoffwechsel an, aber das bedeutet nicht, sich stundenlang im Fitnessstudio quälen zu müssen. Ein kurzes, effektives Training genügt.
- Kneippbäder und Wechselduschen, sprich das Abwechseln von Wärme- und Kältereizen, sowie Saunagänge verbessern nicht nur das Immunsystem und die Herzgesundheit. Sie verbessern auch den Stoffwechsel.
- Mediziner und Rückenexperten raten Menschen mit Stoffwechselproblemen dazu, weniger zu sitzen. Denn Bewegungsmangel oder sogar eine richtige Bewegungsstarre zählt zu den Hauptgründen für Stoffwechselstörungen. Experten raten deshalb zu dynamischem Sitzen – vor allem, wenn lange im Büro gesessen werden muss. Das bedeutet: 40 Minuten sitzen, danach 15 Minuten im Stehen arbeiten und im Anschluss mindestens fünf Minuten aktiv bewegen.
- Klassische Modediäten sind Stressverursacher und helfen dem Stoffwechsel nicht. Im Gegenteil: Der Körper schraubt bei der falschen Diät seine Körperaktivitäten herunter.

Warum alle stoffwechselanregenden Methoden mit Stress nicht funktionieren?

In mehreren Studien ließ sich nachweisen, dass die nützlichen Wirkstoffe, Methoden und Lebensmittel, die stoffwechselanregend sind, nicht funktionieren, wenn man unter Stress steht. Stress ist schädlich und wirkt den Stoffwechselprozessen entgegen, egal wie gesund die Ernährung ist. Er schraubt die Aktivität von nicht lebensnotwendigen Körperfunktionen herunter und legt die Verdauung lahm. Und es kommt noch schlimmer: Stress führt zu einer vermehrten Produktion des Hormons Cortisol. Dieses wandelt Eiweiß zu Glukose um. Das wiederum lässt den Blutzucker stark ansteigen – und so kommt es zu Heißhungerattacken und gleichzeitig zu einem vermehrten Anbau von Fett im Körper. Stress macht also dick. Was aber können Sie in stressigen Situationen tun, die sich leider nie ganz vermeiden lassen? Sitzen Sie diese nicht aus, sondern werden Sie aktiv! Und zwar mit Sport und Bewegung. Dann verbrauchen Sie das Mehr an Zuckerenergie, das durch Cortisol im Körper produziert, wird gleich wieder. Vermeiden Sie aber, so gut es geht, jeden Stress und sorgen Sie regelmäßig für Entspannung und Ausgleich durch Yoga, Meditation, ausreichend Schlaf und Ähnliches.

Diäten wählen, bei denen nicht gehungert werden muss

Wenn Sie nachhaltig und erfolgreich abnehmen wollen, sollten Sie auf sämtliche Diäten verzichten, bei denen Sie hungern müssen. Vor allem, wenn Sie zu den Typen gehören, die einen langsamen Stoffwechsel haben. Dann sind diese Diäten sogar kontraproduktiv und führen zu einer Gewichtszunahme und neuen Fettpölsterchen – spätestens dann, wenn wieder auf normale Ernährung umgestellt wird. Der Jo-Jo-Effekt lässt sich bei diesen Diäten ebenfalls nicht vermeiden. Eine schnelle

Lösung für Ihre Figurprobleme, so verlockend diese auch klingen mag, ist mit einem klassischen Crash-Diätkonzept nicht in Sicht. Davon abgesehen, dass Crash-Diäten darüber hinaus ungesund sind.

Wenn Sie gesund und vor allem langfristig schlank werden wollen, sollten Sie Crash-Diäten unbedingt vermeiden. Stattdessen sollten Sie die Ernährung langfristig umstellen, sich ausreichend bewegen und sich dem Essen bewusst und achtsam widmen. Ihre tägliche Kalorienzufuhr sollte dann negativ ausfallen. Sprich, Sie müssen mehr Energie verbrennen, als Sie über die Nahrung aufnehmen. Allerdings darf das Kaloriendefizit nicht zu extrem sein. Viele Frauen neigen dazu, ihre tägliche Kalorienzufuhr drastisch zu senken. Wer aber maximal 1.000 Kalorien pro Tag zu sich nimmt, versetzt den Körper in den Notstand. Das bedeutet: Der Organismus hält nur noch die nötigsten Körperfunktionen aufrecht. Dass dies nicht gesundheitsfördernd ist, dürfte klar sein.

Was können Sie also tun, um nach Ernährungsumstellung und Kaloriendefizit die Abnehmerfolge zu erhöhen? Nun, es gibt einige gesunde Tipps und Tricks, die Sie umsetzen können, um die Fettverbrennung und Gewichtsreduktion anzukurbeln. Im Folgenden erhalten Sie konkrete Ratschläge, um mit Erfolg und vor allem rasch abzunehmen, ohne dabei auf eine Crash-Diät zurückgreifen zu müssen.

Konkrete Handlungen, um mit Erfolg abzunehmen

Die folgenden Tipps sind hilfreicher als jede Diät. Sie unterstützen Sie dabei, Gewicht langfristig zu verlieren – und zwar ohne strengen Verzicht, ohne Hungerattacken, ohne ständiges Wiegen und ohne Essstörungen. Das Motto „Finden Sie das richtige

Maß und tun Sie das, was Ihnen guttut!" darf hier zum Einsatz kommen. Zusammen mit den richtigen Grundlagen und einer ganzheitlichen Betrachtung sollte Ihnen das Abnehmen ohne große Probleme und Einschränkungen gelingen – auch wenn Sie einen stressigen Alltag haben und sich neben dem Beruf noch um die Kinder kümmern müssen. Denn mehr als viel Sport spielen beim Gewichtsverlust die mentale Einstellung sowie eine ausgewogene Ernährung eine Rolle. Und wenn Sie die nachfolgenden Tipps berücksichtigen, werden Erfolge nicht ausbleiben.

Mehr Bewegung im Alltag unterstützt das Abnehmen

Wer schneller mehr Kalorien verbrennen will, sollte sich dennoch ausreichend bewegen. Ist für sportliche Aktivität keine Zeit, lässt sich die Bewegung in den Alltag integrieren. Experten raten, rund 10.000 Schritte pro Tag zu gehen oder mindestens 30 Minuten eine körperliche Tätigkeit auszuüben. Letzteres kann auf vielfältige Art erfolgen. Statt Aufzug oder Rolltreppe lässt sich die normale Treppe nehmen. Der Weg zur Arbeit ist eventuell mit dem Fahrrad erreichbar, der Einkauf lässt sich zu Fuß erledigen. Wer mit den öffentlichen Verkehrsmitteln fährt, kann eine Station früher aussteigen und den Rest laufen. Aber auch Putzen, Waschen, Kochen, Gartenarbeit und andere Haushaltstätigkeiten zählen zur Bewegung hinzu und verbrennen Kalorien. Wo immer sich im Alltag die Möglichkeit bietet, sollte sich bewegt werden. Denn das fördert nicht nur das Abnehmen, sondern ist außerdem gesund. Wenn Sie jeden Tag kleine Bewegungen in den Tagesablauf einplanen, können Sie bis zu 500 Kalorien mehr verbrauchen.

Hintergrund:

Eine Studie aus Schweden kam zu dem Ergebnis, dass tägliche Bewegung ohne Sport das Bauchfett reduziert, den Bluthochdruck senkt und sich positiv auf den Blutzucker sowie die Blutfettwerte auswirkt. Herz und Kreislauf werden ebenfalls gestärkt.

Regelmäßiges Training, wie zum Beispiel Krafttraining, ist sinnvoll, wenn Sie gezielt lästige Fettpölsterchen loswerden wollen oder an hohem Übergewicht leiden. Denn durch Krafttraining in Kombination mit Ausdauer- oder Cardiotraining kann der Grundumsatz erhöht werden. Sie verbrennen dadurch automatisch mehr Kalorien und kurbeln den Stoffwechsel an. Dieser baut dann vermehrt Fett ab. Sport ist aber auch aus einem weiteren Grund gut: Er wirkt sich wohltuend auf die Psyche und das körperliche Wohlbefinden aus. Und wenn Sie sich gut fühlen, fällt die Ernährungsumstellung um ein Vielfaches leichter. Sie sind motivierter, fitter und haben mehr Elan.

- Wenn Ihnen wenig Zeit für Sport bleibt, Sie aber dennoch sportlich sein wollen, können Sie sich ein Springseil zulegen. Damit lässt es sich bequem zu Hause trainieren. Bereits 15 Minuten Seilspringen verbrennen jede Menge Kalorien. Auch verbessert sich durch regelmäßiges Seilspringen die Ausdauer.
- Krafttraining regt den Stoffwechsel zusätzlich an. Das führt dazu, dass Sie im Ruhezustand mehr Energie verbrennen und sich ihr Grundumsatz erhöht. Wenn Sie einmal die Woche ein HIIT-Training (High Intensity Interval Training) durchführen, regen Sie die Fettverbrennung noch weiter an.

Kaloriendefizit durch Kalorienzählen erreichen

Ganz ohne Kalorienzählen geht es beim Abnehmen nicht. Denn Sie müssen schließlich wissen, wie hoch Ihr täglicher Gesamtumsatz ist und mit welcher Kalorienzahl Sie ein Defizit erreichen. Wenn Sie dem Körper weniger Energie zuführen, als er verbraucht, nehmen Sie dauerhaft ab. Mit der Zeit bekommen Sie ein Gespür für das Kaloriendefizit, und Sie müssen nicht mehr täglich zählen. Am Anfang der Ernährungsumstellung ist das Kalorienzählen allerdings von Vorteil. Experten raten, die ersten drei Monate die Kalorien zu tracken. Ein sogenannter Fitnesstracker oder eine App für das Smartphone können dabei helfen. Diese ermitteln den Grund- und Gesamtumsatz und zeigen an, wie viele Kalorien in einer Portion Müsli oder Nudeln stecken.

Worauf achten beim Kaloriendefizit? Das Kaloriendefizit sollte nicht zu hoch sein. Anderenfalls werden Körper und Immunsystem geschwächt. Der Körper schaltet in den Notmodus um und nimmt sich die fehlende Energie aus den Muskeln. In der Folge wird die Muskulatur abgebaut. Zudem kommt es zu einem dauerhaften Müdigkeitsgefühl. Durch das geschwächte Immunsystem sind Sie anfälliger für Erkältungen und Krankheiten. Ein weiterer negativer Effekt besteht darin, dass der Körper nach kurzer Zeit bei einem höheren Kaloriendefizit weniger Gesamtkalorien benötigt. Der Kalorienbedarf wird also weniger, sodass sich das Kaloriendefizit ebenfalls verkleinert. Und daraufhin noch weniger zu essen, führt zu dem gleichen Ergebnis. Es ist also wenig effektiv und vor allem gesundheitsschädlich, extrem viele Kalorien einzusparen. Denn dadurch kommt es zu keinem höheren Gewichtsverlust. Außerdem leben Sie mit einem kleinen Kaloriendefizit gesünder und vermeiden den Jo-Jo-Effekt, der auch wieder für Fetteinlagerungen sorgt.

> **Tipp:**
>
> Um abzunehmen, genügt ein tägliches Kaloriendefizit von 200 bis 500 Kalorien völlig. Dieses Defizit ist zielführender als ein extremes Einsparen von Kalorien. Auch dürfen Sie sich an einem Tag der Woche ruhig etwas gönnen und über dem benötigten Grundumsatz liegen, wenn Sie das an einem anderen Tag mit einem etwas größerem Kaloriendefizit oder mit einem kleinen Extra-Training ausgleichen.

Kalorien am besten im Auge behalten und kontrollieren

Um Kalorien zu zählen, gibt es verschiedene Applikationen. Viele hochwertige Apps sind mittlerweile sogar kostenlos erhältlich. Empfehlenswert sind die Gratis-Applikationen „Lifesum" und YAZIO. Sie können darin Lebensmittel eingeben, die Sie täglich essen. Die Apps geben dann den Kalorienverbrauch an und zeigen an, wie viele Kohlenhydrate, Fett und Eiweiß in den Speisen vorhanden sind. So können Sie genau überprüfen, wie viele Kalorien und Nährstoffe Sie zu sich nehmen. Ein ebenso praktisches Werkzeug zur Überprüfung des täglichen Kalorienverbrauchs sind sogenannte Fitnesstracker. Diese sind im Uhrenformat erhältlich. Mit ihnen lässt sich nicht nur der tägliche Kalorienverbrauch überprüfen. Zudem zählen diese Tracker die gegangenen Schritte sowie die zurückgelegte Distanz. Überdies geben sie Auskunft über die Blutwerte und im Idealfall messen diese zudem die Herzfrequenz. Praktischerweise können die Tracker noch so einiges mehr leisten: Sie messen die verschiedenen Schlafphasen, wenn die Uhr nachts getragen wird, und erkennen verschiedene Aktivitäten, die tagsüber stattfinden – sei es eine Radtour zum Bäcker, ein Spaziergang mit dem Hund, der Fußweg zum Kindergarten, viele Tracker speichern alle Aktivitäten und geben den jeweiligen Energieverbrauch an.

Das erhöht die Motivation, noch mehr Bewegungen in den Alltag einzubauen.

Die besten Kalorienzähler:

- YAZIO Kalorienzähler (App für iOS und Android)
- Lifesum Kalorienzähler (App für iOS und Android)
- MyFitnessPal Kalorienrechner & Nahrungsmitteldatenbank (App für iOS und Android)
- FatSecret Nährstofftracker (App für IOS und Android)

Fitnesstracker-Uhren (die eine Bewertung mit „Sehr gut" erhielten):

- Fitbit Sense
- Garmin Vivoactive 4
- Samsung Gear Fit2 Pro
- Honor Brand 6 (sehr günstig und im Test mit „Sehr gut" abgeschnitten)

Intervallfasten beschleunigt jede Diät

Intervallfasten fördert das Abnehmen und den Fettabbau und hilft vor allem am Anfang, schnell ein paar überflüssige Pfunde zu verlieren. Überdies verleiht das Intervallfasten dem Körper mehr Vitalität. Zudem ergeben sich viele positive gesundheitliche Effekte.

Hintergrund:

Intervallfasten, das auch als intermittierendes Fasten bezeichnet wird, kurbelt viele essenzielle Prozesse, die beim Abnehmen eine große Rolle spielen, an. Die wohl bekannteste und effektivste Methode des Intervallfastens ist die 16/8-Methode. Hier wird der natürliche Essensrhythmus aktiviert. Ziel ist es, 16 Stunden am Tag zu fasten und acht Stunden am Tag zu essen. In den acht Stunden sollte idealerweise auf eine gesunde Ernährung oder gesunde Diätform geachtet werden.

Die beste Zeit zum Fasten ist über Nacht. Zum Beispiel essen Sie von sieben Uhr abends bis elf Uhr morgens nichts. Von elf Uhr morgens bis 19 Uhr abends findet dann die Essenszeit mit zwei oder drei Mahlzeiten statt. Um das Abnehmen zu verbessern, können Sie sich in diesem Zeitraum an das Kaloriendefizit halten.

- Studien zum Intervallfasten zeigen, dass dieses den Gewichtsverlust verbessert und verschnellert und zudem den Fettabbau erleichtert. In einer Studie zur Fettverbrennung gelang es Probanden, mit dem Intervallfasten in 10 Wochen rund 1,9 Prozent an Fettmasse zu verlieren.
- Durch das lange Fastenfenster von 16 Stunden reduzieren Sie Ihr Gewicht automatisch. Wenn Sie das Intervallfasten zudem mit dem Kaloriendefizit, einer gesunden Diät oder Ernährung wie Low Carb oder der ketogenen Ernährung kombinieren, können Sie in ein bis drei Monaten bis zu fünf Kilogramm abnehmen.
- Insbesondere in den ersten Wochen lässt sich mit dem Intervallfasten viel Gewicht verlieren. Die Abnehmerfolge variieren von Person zu Person.

- Das Intervallfasten lässt sich wunderbar in den Alltag integrieren. Denn Sie können sich das Essensfenster so wählen, dass es in den Alltag passt. Wenn Sie einen stressigen Familienalltag haben oder im Urlaub sind, können Sie die Essensphasen auch flexibel halten und diese nicht immer auf dieselben Uhrzeiten legen.
- Haben Sie Ihr Essenszeitfenster zum Beispiel zwischen 12:00 bis 20:00 Uhr festgelegt, können Sie es am nächsten Tag problemlos auf 10:00 bis 18:00 ändern.
- Das Intervallfasten ist erfreulicherweise mehr als nur eine vorübergehende Diät. Es kann langfristig stattfinden. Und wer sich langfristig an das Intervallfasten hält, wird nicht nur von einem flachen Bauch und Gewichtsverlust profitieren. Auch Krankheiten wie Stoffwechselstörungen, Herz-Kreislauf-Erkrankungen, Autoimmunerkrankungen lassen sich durch intermittierendes Fasten lindern oder heilen.

Vorteile des Intervallfastens:

In den Fastenperioden stellt der Körper den Zuckerstoffwechsel in Fettstoffwechsel um. Die Kohlenhydrate sind nämlich bereits verbraucht. Deshalb greift der Körper auf die Fettpölsterchen zu, um sich weiterhin mit Energie zu versorgen. Dieser Effekt lässt die Fettpölsterchen (vor allem am Bauch) schrumpfen. Allerdings wird dieser Effekt erst ab einer gewissen Fastenzeit aktiviert, und zwar nach rund 16 Stunden. Das ist der Grund, warum das Intervallfasten eine tägliche Fastenperiode von 16 Stunden vorsieht.

Ein weiterer gesundheitlicher Effekt, der beim Fasten entsteht, ist, dass der Körper in dieser Zeit die Selbstheilungskräfte und Entgiftung aktiviert und sich selbst repariert. Es wird sozusagen die interne Müllabfuhr aktiviert, die Autophagie genannt wird, und unter anderem schädliche Giftstoffe und Moleküle abbaut. Das ist für die Allgemeingesundheit von großer Wichtigkeit. Der Organismus stößt nämlich entzündungshemmende Stoffe aus. Dies vermindert das Risiko, an verschiedensten Zivilisationskrankheiten zu erkranken.

Was ist mit dem Morgenkaffee?

Können Sie diesen morgens trinken, wenn die Fastenphase noch läuft? Handelt es sich um schwarzen Kaffee, dann lautet die Antwort: Ja! Wenn man den Kaffee allerdings mit einem Schuss Milch versieht, werden der darin enthaltene Milchzucker sowie die Milchproteine das Intervallfasten negativ beeinträchtigen. Der Milchzucker sorgt dafür, dass der Blutzuckerspiegel nach oben schnellt. Die Milch im Kaffee unterbricht damit die Fastenzeit. Kaffee mit Milch oder Zucker hemmt also die Fettverbrennung. Wenn Sie aber das Gefühl haben, dass es Ihnen dennoch gut geht, den morgendlichen Kaffee mit Milch zu trinken, können Sie das tun. Achten Sie nur darauf, so wenig wie möglich Milch (am besten pflanzliche Milch) in den Kaffee zu geben.

Gesunde Snacks für zwischendurch

Grundsätzlich ist es besser, wenn zwischen den drei Hauptmahlzeiten auf Snacks und Kleinigkeiten verzichtet wird. Denn mit jeder Mahlzeit steigt der Blutzuckerspiegel wieder an. Das aktiviert die Bauchspeicheldrüse, die daraufhin vermehrt Insulin ausschüttet. Handelt es sich bei der Mahlzeit um einen kleinen Snack, der Zucker enthält, verschlimmert sich dieser Effekt. Der Insulinspiegel steigt noch mehr in die Höhe, das Hormon Insulin beginnt, den überschüssigen Zucker in Fett zu verwandeln. Es kommt zu einer Gewichtszunahme.

Und es gibt noch einen weiteren Grund, der dafürspricht, auf kohlenhydratreiche oder zuckerhaltige Snacks zu verzichten: Der Organismus kann irgendwann nicht mehr genug Insulin produzieren. Das führt schlimmstenfalls zu Insulinresistenz oder Diabetes.

Sollte es Ihnen schwerfallen, auf Süßigkeiten zu verzichten, oder benötigen Sie trotz allem zwischendurch einen kleinen Snack, dann entscheiden Sie sich am besten für gesunde, möglichst zuckerfreie Snacks. Wie wäre es mit einem Apfel, einer Orange, Beeren oder einem anderen Stück Obst statt Schokolade? Aber auch Mandeln, Kürbiskerne, ein hart gekochtes Ei, Trockenobst wie Datteln oder Feigen, Nüsse oder Rohkost stellen gesunde und kalorienarme Alternativen dar.

- Beachten Sie beim Snacken Folgendes: Wenn Sie zwischen den Mahlzeiten ständig Kohlenhydrate zu sich nehmen – das kann auch ein Fruchtsaft oder nur ein Keks sein –, wird der Körper diese schnell in Zucker umwandeln und ins Blut abgeben. Es wird mehr Insulin ausgeschüttet, was wiederum die Fettverbrennung stoppt. Wenn der Insulinspiegel zudem rasch ansteigt, wird das zu einer Unterzuckerung führen. Die Folge: Heißhunger!
- Wenn es doch einmal Schokolade sein soll, ist es ratsam, eine Schokolade mit einem sehr hohen Kakaoanteil zu kaufen. Hier empfehlen sich Sorten mit mindestens 80 % Kakaoanteil. Denn diese Schokoladen haben wenig Zucker und geringe Kohlenhydrate. Außerdem enthalten sie viele Antioxidantien und Magnesium.

Katharina Hummel

Viel Wasser trinken fördert das Abnehmen

Wasser zu trinken, ist lebenswichtig. Ohne Wasser könnten Sie nicht leben. Ausreichend Flüssigkeit ist für viele wichtige Funktionen im Körper essenziell. Unter anderem sorgt Wasser dafür, den Stoffwechsel anzukurbeln und die Verdauung in Gang zu bringen. Und viel Wasser zu trinken, hilft beim Abnehmen.

Viele wissen nicht, dass Flüssigkeitsmangel zu Hungergefühlen führt. Also nicht immer, wenn Hunger aufkommt, benötigt der Körper etwas zu essen. Oft fehlt dem Organismus einfach nur Wasser. Deshalb sollten Sie täglich zwischen zwei und drei Liter trinken. Allerdings ist nicht jede Art von Flüssigkeit optimal. Säfte, Energy Drinks und Limonaden enthalten viel Zucker und sollten gemieden werden. Am besten sind Wasser und ungesüßte Tees.

Tipp:

Achten Sie darauf, die zwei bis drei Liter täglich über den Tag verteilt zu trinken. Es funktioniert nämlich nicht, wenn Sie die genannte Summe auf einmal trinken. Denn der Körper kann nur rund 0,2 Liter pro Stunde aufnehmen. Deshalb spielt die Verteilung der Flüssigkeitsaufnahme eine wichtige Rolle.

- Beim Abnehmen entstehen vor allem zu Beginn häufig Hunger- oder Heißhungerphasen. Oft hilft dann bereits ein Glas Wasser. Es lindert die Hungergefühle spürbar.
- Wenn Ihnen Wasser nicht schmeckt, können Sie dieses mit etwas Zitrone verfeinern oder frische Beeren ins Wasser legen, sodass das Wasser Geschmack annimmt.
- Um die benötigte Wassermenge zu erreichen, ist es sinnvoll, über den Tag hinweg mindestens zwei große Wasserflasche zu trinken.

- Wenn Sie viel Sport treiben, sollten Sie noch mehr Wasser trinken, da sich sonst die Muskeln nicht ausreichend regenerieren können. Hier sollten Sie rund einen halben Liter bis einen Liter zusätzlich trinken.
- Bei einer Ernährung mit vielen Proteinen spielt eine ausreichende Flüssigkeitszufuhr eine große Rolle.
- Trinken Sie immer vor dem Durstgefühl und nicht erst, wenn Sie sich durstig fühlen.

Zuckeralternativen im Haushalt verwenden

Der übliche Haushaltszucker zählt zu den Einfachzuckern. Er verfügt über einfache Kohlenhydrate, die den Blutzuckerspiegel in die Höhe treiben, zu Heißhunger führen und dem Abnehmen nicht zuträglich sind. Abgesehen davon sind Einfachzucker ungesund. Wer Haushaltszucker in großen Mengen verzehrt, wird nicht nur an Übergewicht leiden, sondern schlimmstenfalls an Diabetes Typ 2 erkranken. Um Einfachzucker im Alltag zu vermeiden, gilt es, gesunde Alternativen im Haushalt zu etablieren. Für das Süßen von Speisen, zum Backen und Kochen können Zuckerarten verwendet werden, die einen geringeren GI haben und den Blutzuckerspiegel weniger durcheinanderbringen.

- Pro Jahr konsumiert der Durchschnittsbürger über 31 Kilogramm Zucker. Ein übermäßiger Zuckerkonsum hat langfristig negative Konsequenzen für die Gesundheit und erhöht das Risiko für Übergewicht und Karies sowie Herzkrankheiten und Diabetes Typ 2.
- Die WHO rät: Der tägliche Zuckerkonsum sollte unter 25 Gramm liegen. Das bedeutet, nicht mehr als sechs Teelöffel Zucker.
- Zucker ist oft versteckt und in hohen Mengen in Fertiggerichten, Saucen, Fruchtjoghurt enthalten.

- Was ist mit Rohrzucker, braunem Zucker, Vollzucker, Kandiszucker? Diese Zuckerarten unterscheiden sich lediglich im Aussehen. Ansonsten sind sie mit dem weißen Haushaltszucker identisch und stellen keine Zuckeralternativen dar, auch wenn das in den Medien oft so kommuniziert wird.
- Absolute Zuckerbomben, die es unbedingt zu meiden gilt, sind: Gummibärchen, Fertigkuchen, Traubensaft, Schokoriegel, Frühstücksflocken, Donuts, Nutella, Haselnussschnitten.

Die Zuckeralternativen

Kokosblütenzucker wird aus verkochtem Kokosblütennektar gewonnen. Sein Geschmack ist malzig-karamellig. Er besitzt einen geringeren GI als Haushaltszucker und enthält zahlreiche wertvolle Nährstoffe wie Kalium, Eisen und Zink. Zudem liefert er den Ballaststoff Inulin, der im Darm für eine gesunde Darmflora sorgt. Da er aber ähnlich viele Kalorien (380 Kalorien pro 100 Gramm, Haushaltszucker hat 400 Kalorien pro 100 Gramm) liefert wie der normale Haushaltszucker, sollte nicht zu viel Kokosblütenzucker verwendet werden.

Birkenzucker ist ein Süßungsmittel, das unter dem Namen Xylit bekannt ist. Es wird in kristalliner Form hergestellt und lässt sich leicht dosieren. Der Geschmack ähnelt jenem von Haushaltszucker. Der Vorteil von Birkenzucker ist, dass er nur 240 Kalorien pro 100 Gramm besitzt und sehr kohlenhydratarm ist. Der GI ist ebenfalls sehr gering. Da Birkenzucker in hohen Mengen abführend wirken kann, sollte hier aber nicht zu viel verwendet werden.

Stevia gehört zu den kalorienärmsten Zuckeralternativen. Es besitzt einen GI von 0, sprich es beeinflusst den Blutzuckerspiegel in keinster Weise. Gewonnen wird Stevia aus Süßkraut und es ist in flüssiger Form oder Pulverform erhältlich. Da es eine enorme Süßkraft besitzt – rund 400-mal höher als Haushaltszucker – reichen kleine Mengen völlig aus. Stevia ist so gut wie frei von Kalorien.

Honig ist eines der ältesten, gesündesten und natürlichsten Süßungsmittel der Welt, das zudem in unterschiedlichen Geschmacksrichtungen erhältlich ist. Das Gold der Bienen besitzt 300 Kalorien auf 100 Gramm. Somit werden im Vergleich zum Haushaltszucker rund 33 Prozent Kalorien eingespart. Da Honig zudem eine stärkere Süßkraft besitzt, ist zum Backen, Süßen und Kochen eine geringere Menge erforderlich. Die im Honig enthaltenen Blütenpollen und Enzyme sind gesundheitsfördernd und haben eine antibakterielle Wirkung. Honig enthält zudem viele Inhaltsstoffe, Mineralstoffe und Vitamine. Auch steigt der Blutzuckerspiegel langsamer an als bei Haushaltszucker.

Agavendicksaft ist eine Zuckeralternative aus Mittelamerika. Er wird seit vielen Tausend Jahren zum Süßen hergestellt und stammt aus dem Saft de Agaven. Der Agavendicksaft besitzt verschiedene Mineralstoffe und kennzeichnet sich durch einen neutralen, leicht karamellartigen Geschmack. Er besitzt eine höhere Süßkraft als weißer Zucker und hat gleichzeitig weniger Kalorien. Wie beim Honig lässt sich rund ein Drittel Kalorien einsparen. Vorteilhaft ist sein geringer GI. Dieser sorgt dafür, dass der Blutzucker nicht stark ansteigt.

Vorsicht vor verstecktem Zucker!

Heute sind die Supermärkte voll von Produkten, die versteckten Zucker enthalten. Und meistens handelt es sich um Lebensmittel, die auf den ersten Blick zuckerarm sind oder gesund erscheinen. Dabei besitzen sie sehr viel Zucker. Der

Praxistest zeigt, dass vor allem Getränke, Lightprodukte, Dressings und Fertiggerichte stark mit Zucker belastet sind. Aber auch ein Müsliriegel besitzt schon 29 Gramm an Zucker. Er übersteigt damit bereits die empfohlene Tagesmenge. Das kann auch bei Rotkohl aus dem Glas passieren, dort sind oft hohe Zuckermengen versteckt. Ein genauer Blick auf die Inhaltsstoffe hilft. Jedoch verschleiert die Industrie den Fakt, dass Zucker enthalten ist, und bezeichnet diesen oft als Karamellsirup, Dextrin, Maissirup oder Laktose. Und auch angegebene Inhaltsstoffe, die auf „-ose" enden, sind nichts anderes als Einfachzucker.

Viele Produkte, die Sie täglich essen, sorgen unbewusst für eine Gewichtszunahme, weil sie viel versteckten Zucker enthalten. Selbst wenn diese Lebensmittel wenige Kalorien haben sollten, der darin enthaltene Zucker verhindert oft ein Abnehmen! Achten Sie beim Einkauf deshalb genau auf die Inhaltsstoffe.

Zeit nehmen für das Essen

Bewusst und langsam essen – das klingt in der heutigen, hektischen Welt und dem stressigen Alltag wie etwas, das unmöglich gelingt. Dabei ist genau das so wichtig. Vor allem, wenn Sie abnehmen wollen. Wenn Sie Ihre Mahlzeiten herunterschlingen und in Rekordzeit verspeisen, essen Sie oft mehr, als nötig wäre. Und das führt zu Übergewicht. Wer schnell isst, wird demnach häufiger dick. Das haben auch Wissenschaftler der Universität Osaka in einer Studie festgestellt. Sie untersuchten die Ernährungsgewohnheiten von mehreren Tausend Personen. Diejenigen, die regelmäßig ihre Mahlzeiten hinunterschlangen, hatten ein dreimal so hohes Risiko für Übergewicht. Zudem nahmen sie regelmäßig mehr Kalorien zu sich als Langsamesser. Diese sparten sich durch das langsame Essen im Schnitt rund 10 %

Kalorien ein. Denn das Gehirn braucht Zeit, um zu registrieren, dass man satt ist: Im Schnitt dauert es rund 15 bis 20 Minuten. Wenn Sie also zu schnell essen, erreichen Sie diesen Punkt erst gar nicht und überspringen das Sättigungsgefühl. Im Anschluss ist die Gefahr groß, dass Sie sich überessen.

Tipp:

Wenn Sie zu schnell essen, nehmen Sie größere Mengen an Brennstoff auf, als der Körper eigentlich benötigt, der Körper setzt in der Folge Fett an.

Bewusst und langsam zu essen, gelingt in der Praxis dennoch nicht immer einfach. Auch wenn einem der positive Effekt des langsamen Essens bekannt ist, so sind oftmals kleine Tricks notwendig, um daraus eine Gewohnheit zu machen. So haben Forscher herausgefunden, dass Menschen, die ihren Kaugeräuschen beim Essen bewusst zuhören, schneller satt werden, als wenn sie abgelenkt worden wären. Sie haben in der Folge auch weniger gegessen. Probieren Sie das doch einmal aus. Zudem sollten Sie folgende Tricks für ein langsames Essen nutzen.

- Lassen Sie sich beim Essen mindestens 20 Minuten Zeit.
- Nehmen Sie nur kleine Bissen zu sich.
- Versuchen Sie, jeden Bissen rund zwanzigmal, aber mindestens zehnmal zu kauen.
- Essen Sie nicht im Laufen oder Stehen, sondern nur im Sitzen.
- Nehmen Sie Geruch, Geschmack und Struktur beim Essen bewusst wahr.
- Essen Sie bewusst und ohne Ablenkung – also ohne Fernseher, Buch, Handy oder Telefon.

Viel Kauen sorgt ebenfalls für ein Sättigungsgefühl:

Wer sich beim Essen etwas mehr Zeit nimmt und bewusst seine Kaufrequenz erhöht, der verbessert das Sättigungsgefühl. Kauen ist nämlich einer der wichtigsten Bausteine zum Erzeugen des Sättigungsgefühls. Und es hat noch weitere positive Effekte. Es hilft dem Darm, die wichtigen Nährstoffe aus der Nahrung zu filtern. Zudem fördert langes Kauen die Verdauung und regt bereits im Mund erste Spaltungsvorgänge an. Denn der Speichel enthält Verdauungsenzyme. Wie viel Kauen ist notwendig? Experten raten, jeden Biss rund 50-mal zu kauen. Das schaffen viele Esser aber nicht. 20 Kaubewegungen genügen ebenfalls und fördern das Sättigungsgefühl.

Für flüssige Nahrung und Smoothies gilt, dass diese durch das fehlende Kauen weniger satt und weniger lange satt machen, selbst wenn diese genau die gleichen Zutaten enthalten sollten. Vergessen Sie das Kauen deshalb nicht!

Nachdem Sie nun mit gesundem Abnehmen vertraut sind und bereits erste Tipps erhalten haben, wie Sie den Gewichtsverlust unterstützen können, geht es in den folgenden Kapiteln konkret um vier bestimmte, vielversprechende Abnehmmethoden. Sie alle haben etwas gemeinsam: Sie sind gesund und nährstoffreich, schädigen den Körper nicht und es darf reichlich gegessen werden. Hungern müssen Sie damit nicht! Zudem wollen Sie Ihr Wunschgewicht sicher dauerhaft halten und das gelingt nur, wenn Sie Ihre bisherigen Essensgewohnheiten dauerhaft ändern.

Auch wenn diese Methoden zum Teil als Diäten gekennzeichnet sind, handelt es sich eher um langfristig durchführbare Ernährungsweisen als um Diäten. Zu diesen Abnehmmethoden zählen die ketogene Ernährung, die Low-Carb-Diäten sowie die basische Ernährung und das intuitive Abnehmen. Sie sind nachhaltig und gesund und lassen sich leicht in den Alltag integrieren.

Wie Sie bereits gelernt haben, eignet sich nicht jeder Ernährungsplan für Sie. Dennoch handelt es sich bei den vier nachfolgenden Abnehmmethoden um Ernährungsweisen, die sich bei vielen Menschen positiv auswirken und zudem zahlreiche gesundheitliche Effekte mit sich bringen. Außerdem sind es Abnehmmethoden, die zuckerarme Lebensmittel meiden und Kohlenhydrate nur kontrolliert auf den Speiseplan bringen. Sie lernen mit diesen Methoden, gesund und ausgewogen zu essen. Deshalb dürfen Sie diese gerne ausprobieren, wenn Sie das Gefühl haben, dass es die richtige Methode sei. Wie sich die einzelnen Diäten in der Praxis umsetzen lassen, welche Abnehmerfolge Sie damit erzielen und woraus sie bestehen, erfahren Sie jetzt.

Zur Erinnerung:

Wenn Sie abnehmen wollen, benötigen Sie keine Crash-Diät oder Diätmittel – auch, wenn das noch immer eine weitläufige Meinung ist. Was Sie brauchen, ist eine dauerhafte Ernährungsumstellung und ein Ändern der bisherigen Essensgewohnheiten. Dann erreichen Sie Ihr Traumgewicht und können dieses auch halten. Und das ohne Qualen. Sie müssen auch nicht komplett auf Schokolade, Eis oder Pommes verzichten. Doch sollten Sie diese nur kontrolliert essen. Denn wie Sie erfahren haben, kann ein Keks bereits einen Unterschied machen.

Kapitel 3: Ketogene Diät

Die ketogene Diät ist neben der bekannten Low-Carb-Ernährung eine der besten Möglichkeiten, um langfristig an Gewicht zu verlieren. Ähnlich wie bei Low Carb werden bei der ketogenen Ernährung die Kohlenhydrate eingeschränkt, allerdings noch stärker als bei der Low-Carb-Diät. Die tägliche Kohlenhydratzufuhr sollte im Idealfall nicht mehr als 20 Gramm betragen, was ungefähr vier Prozent des Gesamtenergiebedarfs entspricht. Im Gegenzug dürfen dafür mehr Proteine und vor allem gesunde Fette (bis zu 90 Prozent) auf dem Speiseplan stehen. Die Ernährungsweise umfasst kalorienarmes Gemüse, Hülsenfrüchte, Vollkorn, kalorienarmes Obst, Eier, Fisch und Fleisch. Sie kann auch als Vegetarier oder Veganer durchgeführt werden.

Die ketogene Diät wird seit vielen Jahren in der Medizin zur Behandlung von Epilepsie angewandt. Auch bei der Behandlung von Diabetes, Krebs, Alzheimer und Parkinson kann die Ernährungsweise für die Therapie förderlich sein und wird dort ebenfalls eingesetzt.

Was kennzeichnet die ketogene Diät?

Die ketogene Diät beziehungsweise ketogene Ernährung verzichtet weitestgehend auf Kohlenhydrate. Ziel ist es, dadurch den Körper zur Produktion von Ketonkörpern in der Leber und somit zur Ketose zu bringen. Der menschliche Organismus kann seine Energie nämlich nicht nur aus Fett und Kohlenhydraten gewinnen, sondern auch aus Ketonkörpern. Diese entstehen, wenn die Leber aus dem Fett die Fettsäure abbaut. Allerdings passiert das nur, wenn keine Kohlenhydrate mehr zur Verfügung stehen. Der Körper bedient sich folglich aufgrund der fehlenden Kohlenhydrate von dem vorhandenen Fett im Körper und produziert daraus Ketonkörper. Durch die ketogene Ernährung wird überschüssiges Fett also zur Energiegewinnung abgebaut. Und das sehr effektiv. Die Fettverbrennung wird sogar noch angekurbelt. Mehrere Studien konnten die positiven Effekte der ketogenen Diät nachweisen, die diese Ernährung bei der Bekämpfung von Übergewicht hat.

Durch die starke Einschränkung der Kohlenhydrate werden Junkfood, stark verarbeitete Lebensmittel, Fertigprodukte und klassischer Industriezucker vermieden. Das alleine wirkt sich schon positiv auf das Gewicht aus. Außerdem stoppen die Ketonkörper, sobald sie produziert worden sind, das Hungergefühl, da sie das Hungerhormon Ghrelin reduzieren.

Auf dem Speiseplan stehen kohlenhydratarmes Obst und Gemüse wie Beeren, Zucchini, Brokkoli, Gurke und Grünkohl sowie fetter Fisch, Fleisch, Wurst und Eier. Brot, Reis, Kartoffeln und Nudeln sind tabu, da schon eine kleine Portion zu viele Kohlenhydrate besitzt.

- Die Ketose ist ein Zustand, bei dem der Organismus erhöhte Werte von Ketonkörpern produziert, die sich im Blut nachweisen lassen.
- Im Normalzustand liegt die Ketonkörperkonzentration zwischen 0,05 und 0,1 Millimol pro Liter Blut.
- In der Ketose betragen die Werte zwischen 0,5 und 5 Millimol.

Wie lässt sich die ketogene Diät umsetzen?

Die ketogene Diät besteht aus einem bestimmten Essmuster: Statt Fett zu reduzieren, wird bei dieser Ernährung auf eine Kohlenhydratreduktion geachtet. Kohlenhydrate werden sogar fast komplett weggelassen. Hingegen stehen viele fettreiche und proteinreiche Speisen auf dem Plan. Gegessen werden darf viel! Hungern müssen Sie nicht, zumal diese Diät mit ihrem hohen Fettanteil länger satt macht.

Allerdings passen Weißmehlprodukte, Nudeln, Kartoffeln und bestimmte Getreidesorten nicht zu dieser Diätform, denn sie haben, wie Sie wissen, viele Kohlenhydrate. Auf diese Lebensmittel sollten Sie daher verzichten. Fleisch, Fisch und Eier sind aber erlaubt und sogar erwünscht.

Und wie sieht der konkrete Ernährungsplan aus? Der optimale Speiseplan besteht aus täglich vier bis fünf Prozent Kohlenhydraten, zehn bis 20 Prozent Proteinen und 80 bis 90 Prozent Fett. Diese Prozentangaben sollten eingehalten werden. Am Anfang ist es deshalb sinnvoll, die Makronährstoffe (Fett, Proteine, Kohlenhydrate) zu zählen. Dies ist mithilfe eines Nährstoffrechners möglich. Im Internet gibt es zahlreiche kostenlose Rechner. Die Berechnung erfolgt darüber unkompliziert und schnell. Sie müssen hier kein Experte sein.

- Die Makronährstoffverteilung richtet sich neben dem Körpergewicht nach der körperlichen Aktivität und dem Ziel, das Sie haben.
- Wichtig bei der Aufschlüsselung der Makronährstoffe ist, dass die Verteilung der Nährstoffe bei allen drei Mahlzeiten möglichst gleich sein sollte.
- Nährstoffrechner im Internet finden sich unter www.upfit.de/naehrstoffrechner/ sowie www.foodspring.de/makros-berechnen.

- Viele Applikationen für das Smartphone wie von rezeptrechner.de sind ebenfalls kostenlos und helfen, die Makronährstoffe im Blick zu behalten.

> **Hinweis:**
>
> Zu Beginn der Ernährungsumstellung – vor allem, wenn der Organismus den Stoffwechsel umstellen muss – kann es im Körper zu grippeähnlichen Symptomen wie Müdigkeit, Kopfschmerzen, erhöhter Temperatur, Mundgeruch, Konzentrationsschwierigkeiten und Stimmungsschwankungen kommen. In Fachkreisen wird das als Ketogrippe bezeichnet. Dieser Zustand dauert in der Regel nur wenige Tage und kommt nicht bei jedem Menschen vor. Häufig macht sich die Ketogrippe bei Personen bemerkbar, die zuvor viele zuckerhaltige und kohlenhydratreiche Lebensmittel zu sich nehmen und sich eher ungesund ernähren.

Woran erkennen Sie, ob Sie in der Ketose sind?

Der Zustand, der bei der ketogenen Ernährung erreicht werden soll, ist die Ketose. In diesem Zustand hat der Körper seinen Zuckerstoffwechsel erfolgreich auf den Fettstoffwechsel umgestellt und produziert bereits ausreichend Ketonkörper. Damit das gelingt, müssen zunächst die noch vorhandenen Kohlenhydratreserven aufgebraucht werden und das dauert ungefähr vier Tage.

Um herauszufinden, ob eine Ketose vorliegt, können Sie in der Apotheke einen Ketonteststreifen erwerben, mit dem Sie die Konzentration der Ketonkörper im Urin kontrollieren können. Oder Sie machen einen Bluttest beim Arzt. Übrigens, bei manchen Personen riecht der Atem nach Aceton, einem der Ketonkörper, der über die Atmung ausgestoßen wird. Das ist ebenfalls ein Zeichen für die Ketose.

Tipps zu ketogenen Lebensmitteln

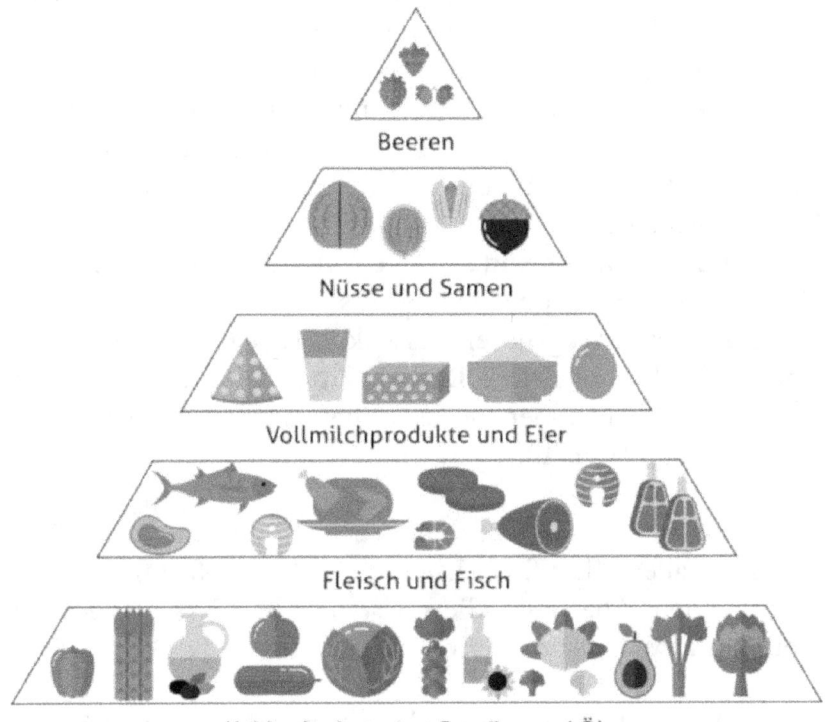

Abb. 1 Ernährungspyramide der ketogenen Ernährung

In der Grafik sehen Sie, welche Lebensmittel bei der ketogenen Ernährung im Fokus stehen und welche Produkte wenig konsumiert werden sollten. Im Folgenden erhalten Sie zudem eine kurze Zusammenfassung zu den wichtigsten drei

Makronährstoffen dieser Ernährungsform. Wenn Sie sich für die ketogene Ernährung entscheiden, sollten Sie sich zudem nach weiterführender Literatur umsehen, denn der Einstieg ist komplex. Vor allem bedarf es Kenntnisse über den Nährstoffgehalt der einzelnen Lebensmittel. Besonders hilfreich für den Einstieg sind ketogene Kochbücher sowie Ratgeber zur ketogenen Ernährung.

Fett spielt, wie Sie gelesen haben, in der ketogenen Diät eine wichtige Rolle. Es ist sogar der Hauptbestandteil der täglichen Ernährung. Allerdings bedeutet das nicht, dass jedes Fett zu sich genommen werden sollte. Es geht um gesunde Fette, die mehrfach oder einfach ungesättigt sind. Auch gesättigte Fettsäuren sind erlaubt. Allerdings sollte es sich vornehmlich um pflanzliche Fette handeln, die ein günstiges Fettsäureverhältnis haben. Ideal sind sogenannte mittelkettige Fettsäuren. Sie werden auch als MCT-Fette bezeichnet. Sie gelten als wahre Keto-Booster. Zu den Ölen dieser Art gehören das Kokosöl sowie reines MCT-Öl. Aber auch Olivenöl, Leinöl, Rapsöl, Butter, Avocadoöl, Schmalz, Sahne und Hanföl bilden ideale Fettlieferanten mit einem günstigen Fettsäureverhältnis.

Fette sind natürlich auch in tierischen Produkten wie in Fisch – hier vor allem Thunfisch, Lachs, Dorade, Forelle und Sardelle – vorhanden. Aber auch die meisten Nüsse, Käse, Avocados, Fleisch und Wurstwaren enthalten viel Fett.

- Vorsicht vor industriellem Fett und Transfettsäuren! Diese fördern das Abnehmen nicht. Auch Frittiertes, Pommes, Fertiggerichte, Chips und Tiefkühlpizza enthalten Fette, die bei der ketogenen Ernährung nicht von Vorteil sind. Abgesehen davon, dass diese Lebensmittel ungesund sind und oft viel Zucker und jede Menge Kohlenhydrate enthalten.

Proteine und Eiweiß stehen neben Fetten im Fokus der ketogenen Ernährung. Gute Eiweißlieferanten sind neben Eiern vor allem Fisch und Fleischsorten wie Huhn, Wild, Rind und Schwein. Auch Bacon, Hackfleisch und Schinken enthalten viel Eiweiß. Was die pflanzlichen Proteinlieferanten betrifft, dürfen Hülsenfrüchte auf dem Speiseplan stehen, außerdem jede Art von grünem Gemüse sowie Pilze, Tofu und Sojaprodukte. Vollkornprodukte sollten nur in Maßen gegessen werden, da sie auch einige Kohlenhydrate enthalten.

Obst und Gemüse dürfen bei keiner Ernährung fehlen. Denn die darin enthaltenen Vitamine, Mineralien und Nährstoffe sind für den menschlichen Organismus essenziell. Bei der ketogenen Diät wird allerdings Gemüse dem Obst vorgezogen. Viele Obstsorten haben nämlich einen hohen Anteil an Fruchtzucker (also Kohlenhydraten), sodass einige Früchte gemieden werden sollten. So wird sich bei der ketogenen Ernährung vor allem auf Beeren aller Art, Avocados und Papaya konzentriert. Diese verfügen über sehr wenige Kohlenhydrate.

In Bezug auf Gemüse können Sie eigentlich fast alles essen. Lediglich Kartoffeln und Süßkartoffeln eignen sich wegen des hohen Stärkeanteils weniger. Überdies sollten Kürbis und Karotten nur in geringem Maße verzehrt werden.

> **Tipp:**
>
> Besonders gering an Kohlenhydraten sind Salate, grünes Blattgemüse, Spinat, Pilze, Kohl, Brokkoli und Kohlrabi.

Nüsse, aber auch Samen und Kerne dürfen bei der ketogenen Diät nicht fehlen. Sie liefern nämlich die zwei wichtigsten Bausteine dieser Ernährung: Fett und Proteine. Besonders gut eignen sich Macadamia, Paranüsse, Kürbiskerne, Leinsamen,

Mandeln und Chiasamen. Cashews, Erdnüsse, Pistazien und Walnüsse bilden ebenfalls gute Lieferanten für Fett und Eiweiß, haben aber auch vermehrt Kohlenhydrate. Sie sollten deshalb nicht mehr als eine Handvoll täglich davon essen.

Noch ein Tipp:
- Wenn Sie gerne backen, müssen Sie bei der Keto-Diät nicht darauf verzichten. Statt Weizenmehl können Sie ketogene Mehle wie Mandelmehl oder Kokosmehl verwenden. Zucker lässt sich durch Süßungsmittel wie Erythrit, Xylit und Stevia ersetzen. Selbst Schokolade können Sie, wenn diese einen Kakaoanteil von über 70 Prozent enthält, zum Backen verwenden.
- Der beliebte und von Promis gelobte Bulletproof-Kaffee ist Bestandteil der Keto-Diät und lässt sich ganz einfach zu Hause mixen. Neben schwarzem Kaffee müssen Sie nur einen Esslöffel Butter oder Ghee und einen Esslöffel Kokosöl oder MCT-Öl dazugeben.

Wie schnell kommt es zu Abnehmerfolgen?

Schnelles Abnehmen ohne Hunger – das ist das Motto der ketogenen Ernährung. Denn diese Diät verwandelt Ihre Fettpölsterchen in einen Superbrennstoff: Das Hüftgold wird zügig abgebaut und zur Stärkung von Muskeln und Gehirn verwendet. Die Gewichtsreduktion macht sich bei der ketogenen Diät vor allem am Anfang stark bemerkbar. Die ersten Wochen kommt es regelrecht zu Erfolgserlebnissen. Durch die extreme Reduzierung von Kohlenhydraten verliert der Körper viel Wasser (Kohlenhydrate speichern Wasser). Aufgrund der ketogenen Diät werden die Kohlenhydratspeicher nach und nach abgebaut. Somit wirkt die Keto-Ernährung gleichzeitig entwässernd.

In der ersten Zeit der Ernährungsumstellung dürfen Sie sich über eine rapide Gewichtsabnahme von drei bis fünf Kilogramm pro Woche freuen. In einem Jahr lassen sich so bis zu 50 Kilogramm Übergewicht verlieren.

- Die ketogene Diät funktioniert, da auf dem Speiseplan kaum Kohlenhydrate stehen und somit grundsätzlich weniger Energie zugeführt wird, als Sie verbrennen.
- Eine Studie der italienischen Universität La Sapienza zeigt, dass Personen nach einem Jahr Keto-Diät mindestens zehn Prozent des ursprünglichen Körpergewichts verlieren können.
- Es gibt viele weitere Studien, die beweisen, dass die ketogene Diät zum Abnehmen ideal ist.

Für wen ist diese Ernährungsform geeignet?

Die ketogene Diät eignet sich für alle Erwachsenen. Besonders große Erfolge können stark Übergewichtige und fettleibige Menschen erzielen. Aber auch kleinere Fettpölsterchen und ein paar Kilogramm zu viel lassen sich durch die Keto-Diät rasch zum Schmelzen bringen.

Wenn Sie gesund sind, können Sie problemlos mit der Ernährungsumstellung starten. Sollten Sie an bestimmten Krankheiten leiden, dürfen Sie die Diät ebenfalls beginnen. Allerdings sollten Sie hier mit Ihrem Arzt Rücksprache halten. Zwar verbessert die ketogene Ernährung die Symptome zahlreicher Erkrankungen und wird auch zur Behandlung bestimmter Krankheiten eingesetzt, dennoch ist es im Falle einer Krankheit besser, den Übergang gut zu kontrollieren. Ebenso sollte dann der Verlauf der Diät von einem Arzt überwacht werden, der regelmäßig die Nierenfunktionen überprüft.

Was die Dauer der Diät betrifft, so können Sie die ketogene Ernährung langfristig in Ihr Leben integrieren. Die meisten Menschen halten die Diät rund ein Jahr lang ein, unterbrechen sie dann für mehrere Monate und starten danach erneut. Es gibt aber auch Personen, die sich über viele Jahre hinweg ketogen ernähren. Denn entgegen der landläufigen Meinung, dass eine fettreiche Ernährung – wie es die ketogene Diät nun einmal ist – schlecht für die Gesundheit ist und zu Herz- und Gefäßerkrankungen, Fettleibigkeit und Übergewicht führt, belegen Studien genau das Gegenteil. Die ketogene Diät erweist sich als überaus vorteilhaft für die Gesundheit und die dauerhafte Gewichtsabnahme.

Kapitel 4:
Die Low-Carb-Diät

Nachdem Sie nun die ketogene Ernährung kennengelernt haben, geht es in diesem Kapitel um die sogenannte Low-Carb-Diät. Sie eignet sich genauso gut zum schnellen Abnehmen wie die ketogene Diät. Auch lässt sie sich einfacher in den Alltag integrieren, vor allem in den Familienalltag. Denn bei dieser Ernährungsform werden zwar ebenfalls die Kohlenhydrate eingeschränkt, aber lange nicht so stark, wie bei der Keto-Diät. Zudem lässt sich Low Carb auch anwenden, wenn Sie sich rein vegan oder vegetarisch ernähren. Wie bei der ketogenen Ernährung stehen bei der Low-Carb-Diät Eiweiß und Fett im Fokus. Allerdings gibt es keine klare Mengenangabe, was die Kohlenhydrate anbelangt. Denn zum einen gibt es verschiedene Low-Carb-Ernährungsmethoden mit jeweils anderen Carb-Mengen. Zum anderen darf sich flexibler zwischen Werten von 50 bis 150 Gramm Kohlenhydraten pro Tag bewegt werden. Sprich, Sie können sich auch mal an einem Tag ein Eis, einen Teller Nudeln oder eine Süßigkeit gönnen.

Wenn Sie sich mit einem Low-Carb-Ernährungsplan befassen, können Sie gezielt und schnell Körperfett abbauen und gleichzeitig Ihren Körper definieren. Denn Low Carb bietet noch einen weiteren Vorteil: Es hilft beim Muskelaufbau. Mit einem gezielten Krafttraining kombiniert, können Sie so Ihr Wunschgewicht erreichen und zudem der Figur ein sportliches Aussehen verpassen.

> **Hintergrund:**
>
> Der Begriff „Low Carb" ist eine englische Bezeichnung und Abkürzung für „low carbohydrates", sprich „wenige Kohlenhydrate".

Was kennzeichnet die Low-Carb-Diät?

Kohlenhydratarme Diäten in Form von Low Carb existieren in mehreren Varianten und sie haben auch verschiedene Bezeichnungen. In diesem Buch wird nicht ausführlich auf jede Methode eingegangen. Denn ihnen allen ist gemein, dass sie über einen hohen Fettanteil verfügen und den täglichen Kohlenhydratanteil auf 50 bis 150 Gramm reduzieren. Wie in der Lebensmittelpyramide dargestellt, besteht jede Low-Carb-Form im Wesentlichen aus einem Speiseplan, der Fisch, Fleisch, Nüsse, Gemüse und Milchprodukte enthält. Getreide und Hülsenfrüchte kommen lediglich in Maßen und in der Vollkornvariante vor.

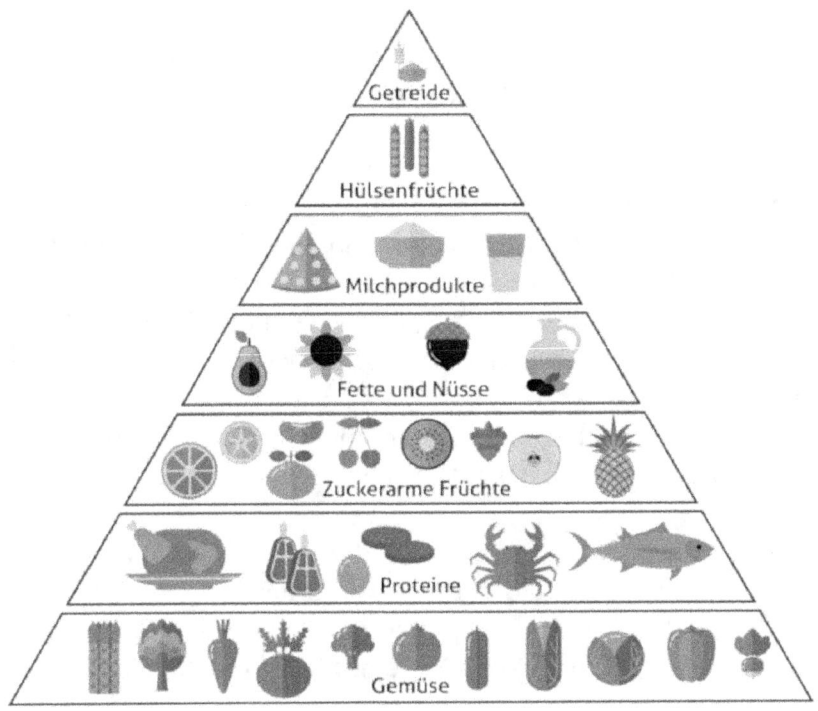

Abb. 2 Ernährungspyramide der Low-Carb-Ernährung

Eigentlich ist die Low-Carb-Ernährung ganz einfach: Streichen Sie von Ihrem täglichen Ernährungsplan sämtliche Lebensmittel, die einfache Kohlenhydrate – also Einfachzucker und Zweifachzucker – enthalten. Denn genau diese einfachen Kohlenhydrate sind es, die den Insulinspiegel im Körper ansteigen lassen, sodass die Fettverbrennung gestoppt wird und es zur Einlagerung von Körperfett kommt. Wie Sie im Buch bereits gelernt haben, sind das vor allem alle Weißmehlprodukte, Pasta und zuckerhaltige Speisen. Wie stark Sie die übrigen Kohlenhydrate einschränken – also, ob Sie eine moderate Form von Low Carb wählen oder eine strikte Variante –, bleibt Ihnen überlassen und entscheidet dann auch über den Speiseplan.

Ansonsten gibt es bei Low Carb kein generelles Verbot für bestimmte Lebensmittel. Das ist ein Grund, warum sich viele Berufstätige und Mütter, die jeden Tag für die Kinder kochen, für diese Form der Ernährung entscheiden. Flexibilität ist hier das Stichwort. Bei Low Carb wird nämlich nicht vorgeschrieben, in welcher Form Sie die tägliche Kohlenhydratmenge zu sich nehmen: Das kann ein Teller Nudeln genauso wie ein Stück Schokolade am Abend sein. Allerdings sollte das kein Freifahrtschein sein, um jeden Tag Süßigkeiten und Ungesundes zu essen. Denn der darin enthaltene Zucker sorgt bekanntlich für Heißhungerattacken und setzt Fett an. Das wollen Sie vermeiden. Deshalb sollten Sie bei der Low-Carb-Ernährung ungesunde Gewohnheiten, so gut es geht, loslassen.

- Kohlenhydrate sind von den drei Makronährstoffen diejenigen, die den größten Einfluss auf das Körperfett haben. Erhält der Körper zu viel von ihnen, speichert er sie in Form von Fett ein. Sie zu reduzieren, ist also sinnvoll.
- Wie bei jeder Ernährungsform sollten zwischen den Mahlzeiten mindestens drei bis fünf Stunden liegen, damit der Fettstoffwechsel angekurbelt wird.
- Je nach Low Carb Form gilt: Je kleiner die Kohlenhydratmenge, desto strikter sind die Vorgaben, was Sie essen dürfen und was nicht.

Kurzer Überblick über die verschiedenen Low-Carb-Diäten

Wie erwähnt, gibt es verschiedene Low-Carb-Methoden. Da aber nicht alle sinnvoll sind und einige sogar als gesundheitsgefährdend eingestuft werden, wie zum Beispiel die Hollywood-Diät oder die Dukan-Diät, wird sich an dieser Stelle lediglich auf die vier sinnvollsten, und gleichzeitig populärsten Low-Carb-Methoden konzentriert. Sie gefährden die Gesundheit nicht und haben jede auf ihre Weise bestimmte Vorteile. Es handelt sich dabei um die Atkins-Diät, die LOGI-Diät, die South-Beach-Diät und die Paleo-Diät. Sie alle basieren auf dem Prinzip der Reduzierung von Kohlenhydraten. Jedoch unterscheiden sie sich in einigen Punkten.

Am Ende dieses Unterkapitels haben Sie die Möglichkeit, sich für eine der genannten Methoden zu entscheiden. Wählen Sie eine, bei der Sie das Gefühl haben, dass Sie am besten zu Ihnen und Ihrem Alltagsleben passt.

Die Atkins-Diät beruht auf einem Prinzip von Robert Atkins, einem US-amerikanischen Ernährungswissenschafter und Kardiologen, der unter Fettleibigkeit litt und keine Lösung für sein Problem fand, sodass er daraufhin selbst eine Methode entwickelte. Ihm war es wichtig, dass es sich um eine Diät handelte, bei der nicht gehungert werden muss. Als er sein Abnehmprinzip Ende der 1950er-Jahre in Buchform veröffentlichte, wurde seine Diätform plötzlich zum Hype. Seither zählt sie zu den populärsten Low-Carb-Abnehmmethoden. Aufgebaut ist die Atkins-Diät so ähnlich wie die ketogene Diät. Ziel ist es ebenfalls, in die Ketose zu gelangen. Das gelingt, wenn die Kohlenhydratzufuhr stark reduziert wird, sodass der Stoffwechsel auf eine alternative Energiegewinnung zurückgreift. Die Atkins-Diät besteht aus vier Phasen:

- Zum Start der Diät wird in der ersten Phase – wie bei der ketogenen Diät – fast komplett auf Kohlenhydrate verzichtet. Erlaubt sind bis zu 20 Gramm pro Tag. Diese sollten über Gemüse bezogen werden. In dieser Phase soll der Körper die Energiegewinnung umstellen und in die Ketose gebracht werden. Die erste Phase erstreckt sich über zwei Wochen.
- In der zweiten Phase wird die strenge Kohlenhydratreduktion etwas gelockert. Die nächsten zwei bis acht

Wochen wird die tägliche Kohlenhydratmenge Schritt für Schritt erhöht. Erlaubt sind zum Start zwischen 25 und 40 Gramm Kohlenhydrate. Vegetarier sollten mit 30 Gramm Kohlenhydraten täglich in diese Phase starten. Erhöht werden kann jede Woche um bis zu fünf Gramm. Maximal sollten in dieser Phase nicht mehr als 80 Gramm Kohlenhydrate täglich verzehrt werden.

- In der dritten Phase geht es darum, auf den Körper zu hören und zu erforschen, welche Kohlenhydratmenge langfristig die richtige ist. Wie beim intuitiven Essen achten Sie hier bewusst auf die Reaktionen im Körper und lernen so, die passende Kohlenhydratmenge zu finden. Die Menge an Kohlenhydraten darf wöchentlich um weitere zehn Gramm erhöht werden. Maximal sollten nicht mehr als 100 Gramm Kalorien pro Tag gegessen werden. In der dritten Phase steigt die Vielfalt an Lebensmitteln wieder an. Dennoch bleibt es bei der Idee, sich eher protein- und fettlastig zu ernähren. Auf einfache Kohlenhydrate – also auf Einfachzucker, Weißbrot, Nudeln usw. – sollte weiterhin verzichtet werden.
- In der vierten Phase geht es darum, sich langfristig kohlenhydratarm zu ernähren, um das Wunschgewicht zu halten. Die individuelle Kohlenhydratmenge ist bereits gefunden. Die Ernährungsform wird Teil des Lebens.

Die Atkins-Diät hat den Vorteil, dass in den ersten Wochen sehr viel Gewicht verloren werden kann und die Methode so aufgebaut ist, dass auch nach den ersten Wochen weiterhin die Kilos purzeln. Da bei dieser Low-Carb-Form im Laufe der Wochen die Kohlenhydratzufuhr von streng auf moderat umgestellt wird, lässt sie sich wunderbar in den Alltag integrieren, ohne dass zu viele Einschränkungen in Kauf genommen werden müssen.

Die zweite populäre Low-Carb-Methode ist die **LOGI-Diät**, wobei hier das Wort Diät irreführend ist. Es handelt sich um eine Ernährungsform, die darauf ausgelegt ist, den Blutzuckerspiegel gering zu halten. LOGI steht für „Low Glycemic and Insulinemic Diet". Sie basiert auf ausgewählten Lebensmitteln, die vorwiegend zucker- und stärkefrei sind und einen geringen Glykämischen Index besitzen. Denn Lebensmittel mit einem hohen GI sorgen für eine starke Insulinausschüttung, was wiederum den Blutzuckerspiegel in die Höhe schnellen lässt. Was hat das mit einer Low-Carb-Ernährung zu tun? Nun, bei Lebensmitteln mit geringem GI handelt es sich in der Regel um kohlenhydratarme Nahrungsmittel. Die Basis bilden Gemüse, Pilze, Salat sowie fruchtzuckerarmes Obst. Entwickelt wurde die LOGI-Methode vornehmlich für Diabetiker, doch es spricht nichts dagegen, dass gesunde Personen diese Ernährungsform ebenso umsetzen. Schließlich deklarieren auch die Weltgesundheitsorganisation und die australische Gesellschaft für Ernährung diese Art der kohlenhydratarmen Diät als vorteilhaft für die Gesundheit.

- Bei der LOGI-Methode werden Kohlenhydrate nicht verboten. Sie werden aber automatisch reduziert, da der Fokus auf Lebensmitteln mit geringem Glykämischen Index liegt.
- Das LOGI-Prinzip beruht auf einer Lebensmittelpyramide, die aufzeigt, welche Lebensmittel in welchem Umfang konsumiert werden dürfen. Dabei wird gleichzeitig auf sättigende, vitalstoffreiche und mineralstoffreiche Lebensmittel geachtet.
- Entwickelt wurde die LOGI-Diät von einem deutschen Ernährungswissenschaftler, namens Nicolai Worm.
- Bei der LOGI-Diät dürfen und sollten kohlenhydratreiche Lebensmittel morgens verzehrt werden. Zudem ist es sinnvoll, drei Hauptmahlzeiten sowie nicht mehr als zwei Snacks pro Tag zu verzehren.

Ganz unten in der Lebensmittelpyramide für die LOGI-Diät finden sich (vor allem grünes) Gemüse und Früchte, wie Äpfel, Birnen, Melonen, Zitrusfrüchte und Beeren. Sie dürfen nach Belieben ohne Begrenzung gegessen werden. Die Nahrungsmittel, die sich auf der zweiten Stufe befinden – dazu gehören eiweißhaltige Lebensmittel, Fleisch und Fisch (beides mager), Milchprodukte, Nüsse und Hülsenfrüchte – weisen ebenfalls einen geringen GI auf und können problemlos verzehrt werden. Lebensmittel der dritten Stufe wie bestimmte Obstsorten (u. a. Ananas, Trauben, Bananen), Avocados, Käse usw. sind kohlenhydratreicher und wirken sich stärker auf den Blutzuckerspiegel aus. Zu ihnen gehören auch die Lebensmittel der vierten Stufe, wie Vollkorngetreideprodukte, Reis, Brot, Kartoffeln, Mais, Süßigkeiten, Nudeln, Weißbrot und Pizza. Sie sollten nur selten und in Ausnahmefällen konsumiert werden.

Die South-Beach-Diät basiert auf einem Konzept des US-amerikanischen Kardiologen Dr. Arthur Agatston. Sie zählt zu den neueren Low-Carb-Ernährungsformen und wird von Promis und Stars gerne angewendet, um schlank und fit zu bleiben. Diese Low-Carb Diät eignet sich zudem hervorragend für Übergewichtige, die aufgrund des Familienlebens oder stressigen Büroalltags wenig Zeit haben. Die South-Beach-Diät stellt eine Kombination aus der Atkins- und der LOGI-Diät dar. Auf dem Speiseplan stehen vor allem protein- und fettreiche Speisen. Kohlenhydratreiche Lebensmittel werden wie üblich gemieden, aber es sind moderate Mengen an Kohlenhydrate erlaubt. Orientiert wird sich auch hier am Glykämischen Index.

Die South-Beach-Diät besteht aus drei Phasen. Sie erlaubt im Gegensatz zu den anderen Low-Carb-Methoden bis zu sechs Mahlzeiten am Tag: zum Beispiel drei Hauptmahlzeiten und drei Snacks. Die erste Phase dauert wie bei der Atkins-Diät zwei Wochen. Auch hier geht es zunächst darum, die Kohlenhydrate stärker zu reduzieren und die Ernährung proteinhaltig zu gestalten. Da vor allem tierische Produkte in hohem Maß konsumiert werden, sollten Vegetarier und Veganer sich für eine andere Low-Carb-Form entscheiden. Zwar dürfen auch Nüsse und Tofu sowie diverse Kohlarten und Spinat verzehrt werden, doch werden Vegetarier und Veganer Schwierigkeiten haben, alle Nährstoffe zu bekommen – zumal Obst in den ersten zwei Wochen nicht gegessen werden sollte. In der zweiten Phase dürfen dann kohlenhydratarmes Obst sowie einige Vollkornprodukte am Speiseplan stehen. Produkte mit hohem glykämischem Index wie Kartoffeln, Reis und Weißmehlprodukte bilden weiterhin keinen Teil der Diät. Die zweite Phase besteht so lange, bis das Wunschgewicht erreicht ist. Im Anschluss dürfen Produkte mit hohem glykämischem Index ab und zu in den Speiseplan integriert werden.

> **Hinweis:**
> Wie bei der Atkins Diät kommt es in den ersten Wochen zu einem schnellen Gewichtsverlust, auch ohne Kalorien zählen zu müssen.

Die **Paleo-Diät**, auch als Steinzeit-Diät bekannt, zählt ebenfalls zu den Low-Carb-Abnehmmethoden, obwohl eine Reduzierung der Kohlenhydrate nicht im Fokus steht. Diese Ernährungsform wurde von Wissenschaftlern entworfen, die Anfang der Sechzigerjahre den Lebensstil sowie die Ernährung der letzten Stämme von Jägern und Sammlern untersuchten. Die Paleo-Diät funktioniert für viele Menschen und lässt sich relativ leicht in den Alltag integrieren.

Sie hat nicht nur den Vorteil, dass sie das Abnehmen und den Fettabbau fördert, diese Steinzeitform des Essens stabilisiert nachweislich den Blutzucker, lindert Krankheitssymptome von Autoimmunerkrankungen, verbessert das Hautbild und steigert die sportliche Leistungsfähigkeit. Im Vordergrund stehen Nahrungsmittel, die in der Steinzeit schon gegessen wurden.

Dabei handelt es sich ausschließlich um natürliche Lebensmittel wie Fleisch, Fisch, Nüsse, Samen, Eier, Obst, Gemüse, Honig, Ahornsirup und tierische und pflanzliche Fette. Kartoffeln und Reis dürfen in geringem Maße verzehrt werden.

Die Paleo-Essenspyramide unterscheidet sich von den anderen Low-Carb-Diäten, da Fleisch, Fisch und Eier hier im Fokus stehen und auch Fette zu den wichtigsten Nahrungsmitteln der Steinzeitdiät zählen. Studien legen nahe, dass sich der Verdauungstrakt des Menschen im Laufe der Jahrtausende nicht wirklich geändert hat. In der Folge kann sich dieser an moderne Lebensmittel, künstliche Inhaltsstoffe, Fertigprodukte, Fleisch aus Massentierhaltung, bestimmtes Getreide und verarbeitete Nahrungsmittel nicht anpassen. Deshalb werden diese Lebensmittel sowie Zuckerhaltiges, Brot, Nudeln und Milchprodukte aus dem Paleo-Speiseplan entfernt.

- Bei der Paleo-Diät Gewicht zu verlieren, ist zwar kein primäres Ziel, aber dennoch ist diese Methode eine effektive Abnehmmethode. Gleichzeitig verbessert sie die Allgemeingesundheit sowie die Leistungsfähigkeit (körperlich wie geistig).
- Die Steinzeiternährung ist Low Carb, da Brot, Nudeln, Pseudogetreide, Fertigprodukte, Zucker usw. automatisch entfallen.
- Obst darf lediglich in Maßen konsumiert werden, Fleisch hingegen kann man so viel essen, wie man möchte. Das ist auch ein Kritikpunkt bei der Paleo-Diät. Zu viel Fleisch ist nicht gesund. Hier gilt es, den Fleischkonsum moderat zu gestalten, auch wenn bei der Steinzeitdiät keine Einschränkungen bestehen.
- Umgesetzt wird die Paleo-Diät am besten Schritt für Schritt.

- Langzeitstudien zur Paleo-Ernährungsform zeigen, dass sich hohe Gewichtsverluste mit dieser Low-Carb-Form erreichen lassen. In den ersten sechs Monaten können bis zu sieben Kilogramm Fettmasse abgebaut werden.
- Da sich die Paleo-Diät auf tierische Produkte fokussiert, ist die Ernährung nicht unbedingt für Veganer und Vegetarier geeignet. Doch es gibt Möglichkeiten, diese Low-Carb-Methode an einen fleischlosen Lebensstil anzupassen.

Wie lässt sich die Low-Carb-Diät generell umsetzen?

Im Folgenden soll noch einmal kurz erklärt werden, wie sich eine Low-Carb-Ernährung im Allgemeinen umsetzen lässt. Einzelne Methoden werden in diesem Zusammenhang vernachlässigt.

Keine Low-Carb-Lebensmittel:	Low-Carb-Lebensmittel:
✗ Brot	✓ Gemüse
✗ Gebäck	✓ Obst mit wenig Fructose (z. B. Grapefruit, Beeren, Kiwi)
✗ Nudeln	
✗ Kartoffeln	✓ Fisch
✗ Reis	✓ Fleisch
✗ Obst mit viel Fruchtzucker	✓ Eier
	✓ Milchprodukte
✗ Fertiggerichte	✓ Pflanzliche Öle und gesunde Fette
✗ Zuckerhaltige Speisen	
✗ Saucen und Dressings mit Zucker	✓ Nüsse, Samen und Kerne
	✓ Mehlalternativen
✗ Ketchup	✓ Konjak-Nudeln und Konjak-Reis
✗ Fruchtsäfte und Softdrinks	✓ Tofu
	✓ Quinoa, Linsen
	✓ Wasser, Kaffee und Tee (ungesüßt)

Wie Sie sehen, ist die Low-Carb-Ernährung aufgrund der gesunden Lebensmittel eine Ernährungsumstellung, die langfristig funktioniert. Sie fördert nicht nur die Gewichtsabnahme, sie hilft Ihnen auch dabei, das Wunschgewicht zu halten sowie gesund und fit zu bleiben. Die beste Entscheidung ist, sich auf eine dauerhafte Umstellung einzurichten.

Die Umsetzung erfolgt recht einfach. Zumal es Ernährungsgrundsätze gibt, die bei jeder der Low-Carb-Varianten gelten. So gilt es, auf Zucker und Weißmehlprodukte, Backwaren, Fertigprodukte, Reis und Kartoffeln weitestgehend zu verzichten. Ausnahmen sind Vollkornnudeln und andere Vollkornprodukte sowie Hülsenfrüchte. Obst und Gemüse sind generell erlaubt. Je nach Variante und Anzahl der Kohlenhydrate kann es bei bestimmten Obstsorten zu Einschränkungen kommen. Wenn Sie nicht mehr als 50 Gramm Kohlenhydrate täglich zu sich nehmen wollen, sollten Sie auf Äpfel, Birnen, Ananas verzichten und auch Vollkornprodukte sowie bestimmte Hülsenfrüchte stark einschränken. Wenn Sie sich für eine moderate Variante mit zum Beispiel 100 Gramm Kohlenhydraten pro Tag entscheiden, dann können Sie Linsen, Äpfel und andere kohlenhydratreiche Lebensmittel in den Speiseplan mit einbauen und diesen entsprechend abwechslungsreicher gestalten.

Wenn Sie bisher viele Kohlenhydrate gegessen haben, starten Sie am besten mit einer moderaten Low-Carb-Diät, die 100 bis 150 Kohlenhydrate am Tag erlaubt. Haben Sie sich daran gewöhnt, können Sie die Kohlenhydrate Schritt für Schritt herabsenken. Achten Sie bei dem Ernährungsplan darauf, dass Sie sich für Speisen entscheiden, die Ihnen auch schmecken. Dann gelingt die Umstellung leichter.

Wichtig ist, dass Sie:

→ täglich rund 1,5 bis 2 Gramm Protein pro Kilogramm Körpergewicht zu sich nehmen
→ 2 bis 3 Liter Wasser am Tag trinken
→ gesunde, pflanzliche Fette verwenden
→ nur gesunde Kohlenhydrate, vornehmlich aus Obst und Gemüse essen
→ zusätzlich Bewegung in den Alltag einbauen
→ den Alkoholkonsum einschränken

Tipp:

Sie sind berufstätig und wollen sich Low Carb ernähren? Wer täglich ins Büro geht, wird normalerweise mittags nicht zu Hause essen können. In der Kantine wird auch nicht immer Low Carb serviert. Was können Sie dann tun? Entweder Sie bestellen ein Mittagessen, bei dem die Pommes oder Kartoffelbeilage durch Gemüse ersetzt wird, oder Sie nehmen sich etwas in die Arbeit mit. Letzteres ist sicher die bessere Wahl – so sind Sie nicht auf den Koch in der Kantine angewiesen. Wenn Sie keine Zeit haben, sich jeden Morgen etwas zum Essen vorzubereiten, können Sie auch Low-Carb-Snacks mit in die Arbeit nehmen. Dazu gehören Nüsse, Kerne, Gemüse, roher Paprika, Karotten, Kohlrabi, Gurken, Rettich sowie Trockenfleisch, Knackwürste, Joghurt, Quark und Eier. Das alles lässt sich wunderbar in Tupperdosen transportieren und macht zudem satt

Wie schnell kommt es zu Abnehmerfolgen?

Wie bei der ketogenen Diät kommt es am Anfang zu einem schnellen Gewichtsverlust. Viele motiviert das, weiterzumachen. Der Grund für den zügigen Gewichtsverlust ist, dass bei der Low-Carb-Diät ebenfalls viel Wasser im Körper, das zuvor in Kohlenhydratspeichern gelagert war, abgebaut wird. Das hat einen angenehmen Nebeneffekt. Denn es purzeln nicht nur die Kilos, sondern Sie bekommen außerdem eine schlankere Linie.

- Viele Studien zeigen, dass die besten Abnehmerfolge durch Low Carb und ketogene Ernährung erreicht werden. Sie liefern sogar ohne Kaloriendefizit und einzig durch eine Reduzierung der Kohlenhydrate bessere Abnehmergebnisse als andere Diäten mit zusätzlichem Kaloriendefizit.
- Im Schnitt gelingt es, mit einer Low-Carb-Ernährung rund sechs Kilo in sechs Monaten abzunehmen.
- Wenn Sie bei der Low-Carb-Diät ein Kaloriendefizit einhalten, funktioniert das Abnehmen noch schneller.

Wenn Sie sich eingehender mit Low-Carb-Diäten beschäftigen, werden Sie neben den Abnehmeffekten die gesundheitlichen Aspekte zu schätzen wissen. Dennoch ist klar, dass der Diät-Effekt der Low-Carb-Ernährung zu den wichtigsten Kriterien zählt, die für diese Ernährungsweise sprechen. Schließlich entfällt der lästige Jo-Jo-Effekt im Grunde genommen und diese Diätform ist für viele Personen geeignet, auch wenn jeder Mensch auf andere Art und Weise auf eine bestimmte Ernährung reagiert.

Dass so viele Menschen auf die Low-Carb-Diät ansprechen, hat mit der Insulinresistenz oder Insulinempfindlichkeit zu tun. Der Organismus reagiert bei der Aufnahme von Kohlenhydraten und Zucker mit der Ausschüttung von Insulin, was den

Blutzuckerspiegel durcheinanderbringt. Werden dem Körper über viele Jahre hinweg zu viele Kohlenhydrate, vor allem in Form von Zucker, zugeführt, werden die Bauchspeicheldrüse und somit der Stoffwechsel negativ beeinflusst. Der Insulinspiegel erhöht sich immer mehr. In der Folge kommt es zur Insulinresistenz. Sollte es die Bauchspeicheldrüse daraufhin nicht mehr schaffen, den Blutzuckerspiegel zu kontrollieren, entsteht Diabetes. Ein kohlenhydratarmer Lebensstil kann das verhindern.

Hintergrund:

Kohlenhydrate spielen nicht nur beim Blutzuckerspiegel eine Rolle. Sie haben auch mit der Fettspeicherung zu tun. Wenn zu viele Kohlenhydrate in den Körper gelangen, muss der Organismus diese überschüssige Energie einlagern. Diese Ablagerungen entstehen vor allem in der Hüft- und Bauchregion. Aber auch das innere Bauchfett, das sich um die Organe legt, entsteht durch zu viele Kohlenhydrate. Übergewicht und Fettleibigkeit lassen sich mit der Low-Carb-Ernährung deshalb verhindern und gezielt abbauen. In Deutschland leiden rund zwei Drittel der Männer und mehr als die Hälfte der Frauen an Übergewicht.

Die kohlenhydratreduzierte Low-Carb-Ernährung wirkt sich also nicht nur auf die Gesundheit positiv aus, sondern auch auf das Gewicht. Vor allem der Abbau von Übergewicht und Fettleibigkeit zählt zu den Stärken der Low-Carb-Diät. Immer mehr Studien legen nahe, dass diese Art der Ernährung am effektivsten ist, um Gewicht und Fett zu verlieren – und das langfristig.

Für wen ist diese Ernährungsform geeignet?

Die Low-Carb-Diät eignet sich grundsätzlich für alle, die gesund und langfristig abnehmen wollen und im Anschluss das

Wunschgewicht halten möchten. Als besonders gut hat sich die Low-Carb-Ernährung für Menschen erwiesen, die häufig unter Heißhungerattacken leiden und Probleme mit dem Blutzuckerspiegel haben. Mit der kohlenhydratarmen Ernährung können sie den Insulinspiegel verbessern. Das ist ein Grund, warum viele Diabetiker auf die Low-Carb-Diät setzen. Sie können damit ihren Blutzucker kontrollieren. Die kohlenhydratarme Ernährungsweise hilft zudem übergewichtigen und fettleibigen Menschen beim Abnehmen besser als jede andere Diät.

Wer unter erhöhten Blutfettwerten oder Harnsäurewerten leidet, sollte die Low-Carb-Diät meiden, denn auf dem Speiseplan stehen viel Fleisch, Milchprodukte und Fettsäuren. Auch Personen, die Nieren- und Leberprobleme haben, sollten auf die Low-Carb-Ernährung verzichten oder lediglich eine moderate Variante wählen. Bei Kindern, Jugendlichen und Schwangeren ist die kohlenhydratarme Ernährung kein Problem, solange der Körper alle wichtigen Nährstoffe erhält. Im Zweifelsfall kann mit einem Arzt Rücksprache gehalten werden.

Die Low-Carb-Ernährung wird zur Therapie von Alzheimer, Epilepsie, Parkinson, Multipler Sklerose und Krebs angewandt und kann bei diesen Krankheiten eine positive Wirkung zeigen.

Kapitel 5: Basische Ernährung

Die basische Ernährung besteht aus einem Speiseplan, der für einen ausgeglichenen pH-Wert im Körper sorgt. Gleichzeitig unterstützt diese Ernährung das Abnehmen. Die basische Diät rückt basenbildende Lebensmittel in den Fokus. Dazu zählen neben Obst und Gemüse vor allem Kräuter, Nüsse, Samen und Sprossen, die viele Ballaststoffe enthalten und eine hohe Dichte an Mineralien und Nährstoffen besitzen. Somit sind alle Lebensmittel, die den Stoffwechsel mit ausreichend Mineralstoffen und Vitalstoffen versorgen, Bestandteil der basischen Ernährung. In der Alternativmedizin wird diese Ernährungsform schon lange anerkannt. Die Wirkung ist aber bisher wissenschaftlich weitgehend unbewiesen. Das bedeutet nicht, dass diese Ernährung schädlich ist oder nicht funktioniert. Im Gegenteil: Viele nutzen die basische Diät, um gesund abzunehmen. Denn auf dem Speiseplan stehen ausschließlich Lebensmittel, die den Säure-Basen-Haushalt im Körper im Gleichgewicht halten. Verzichtet wird auf alles, was ungesund ist und viele Kalorien hat.

- Ziel der basischen Ernährung sind die Vermeidung von Übersäuerung sowie ein ausgeglichener Säure-Basen-Haushalt.
- Bei der basischen Ernährung handelt es sich um eine kalorienarme Diät.

Hintergrund:

Noch gibt es zu wenige **Studien über die basische Ernährung**. Wissenschaftliche Hinweise lassen aber darauf schließen, dass eine Ernährung mit vielen säurebildenden Lebensmittel langfristig schädigend für die Gesundheit sein kann und das Risiko für Nierenkrankheiten, Herz-Kreislauf-Erkrankungen und hohen Blutdruck erhöht. Auch kann sich eine stark säurebildende Ernährung mit tierischen Lebensmitteln negativ auf die Knochengesundheit auswirken. Eine Studie der Universität Bonn (DONALD-Studie) zeigte, dass sich bei einer säurehaltigen Ernährung die Knochenstabilität verschlechtert und es zu einem erhöhten Cortisolspiegel kommt, der weitere negative Auswirkungen hat. In mehreren Untersuchungen zeigte sich zudem, dass Gicht aufgrund einer stark säurebildenden Ernährung eine Folge sein kann. Eine basische Ernährung kann deshalb nicht schädlich sein.

Was kennzeichnet die basische Ernährung?

Die basische Ernährung besteht aus frischen, gesunden Nahrungsmitteln. Fertigprodukte, Fast Food, verarbeitete Lebensmittel, Nahrungsmittel mit künstlichen Zusatzstoffen und Fleisch werden gemieden, da sie den Organismus übersäuern können. Grundlagen der Ernährungsform sind grünes Gemüse mit einer hohen Nährstoffdichte, vitaminreiches Obst, Nüsse, Samen und Sprossen. Außerdem kennzeichnen sich basische Lebensmittel dadurch, dass sie viel Wasser und zahlreiche Vitamine, Mineralien und Nährstoffe enthalten. Dabei wird darauf geachtet, dass diese Nahrungsmittel gleichzeitig arm an Kalorien sind.

Durch diese abwechslungsreiche, kalorienreduzierte und vitalstoffreiche Ernährungsweise gelingt es fast automatisch, Gewicht zu verlieren, ohne dass übermäßig Makronährstoffe oder Kalorien gezählt werden müssen. Zumal viele basische Lebensmittel einen hohen Wassergehalt haben und den Stoffwechsel ankurbeln.

- Wie hoch ist der pH-Wert im Körper? Wann tritt eine Übersäuerung ein? Der pH-Wert wird über eine Skala von 0 bis 14 gemessen. Werte von 7 sind neutral. Alles, was darunter liegt, gilt als übersäuert. Bereiche, die über dem Wert von 7 liegen, gelten als basisch.
- Im Körper herrschen unterschiedliche pH-Werte. Während es im Mageninneren sauer sein muss, da sich dort Säuren befinden, die sich um die Zerteilung der Nahrung kümmern, sollten Blutwerte und Nervenflüssigkeiten einen leicht basischen Wert besitzen.
- Bei gesunden Menschen gleicht der Organismus die pH-Werte automatisch aus, auch wenn viele säurebildende Lebensmittel gegessen werden. Langfristig ist das allerdings nicht gesund und kann zu Krankheiten führen.
- Menschen, die Stoffwechselprobleme haben, an Nierenerkrankungen leiden oder Diabetes haben, sollten sich unbedingt basisch ernähren. Denn bei ihnen kann der Organismus nicht mehr so leicht regulieren. Bei einer säurehaltigen Speise fällt der pH-Wert im Blut dann schnell auf 7 oder weniger.
- Ein saurer pH-Wert im Blut ist gefährlich und kann zu Wahrnehmungsstörungen, schwachen Muskeln sowie Herzproblemen führen und sogar lebensbedrohlich werden.

Wie lässt sich die basische Ernährung umsetzen?

Es gibt Lebensmittel, die sauer sind, und es gibt solche, die basisch wirken. Diese Unterschiede zu kennen und zu wissen, was zu den basischen Lebensmitteln zählt, bildet den ersten

Schritt. Wie bereits erklärt, verhindert das Körpersystem zwar, dass es zu einer Übersäuerung im Organismus kommt. Doch langfristig kann es dennoch zu einem abweichenden pH-Wert im Körper kommen. Denn eine überwiegend säurebildende Ernährung schadet dem Körper und den Knochen. Zu den Lebensmitteln mit einem hohen Säuregehalt zählen vor allem Fleischprodukte und Milcherzeugnisse. So können Sie z. B. von tierischer Milch auf Mandelmilch umsteigen. Zudem sollte der tägliche Speiseplan aus viel Obst und Gemüse bestehen.

Bei der basischen Ernährung gilt es folgende, säurebildende Lebensmittel zu meiden:
- ✗ grundsätzlich proteinreiche Lebensmittel tierischer Herkunft
- ✗ Fleisch
- ✗ Fisch
- ✗ Wurstwaren
- ✗ proteinreicher Käse
- ✗ sulfatreiches Mineralwasser
- ✗ phosphathaltige Getränke wie Cola
- ✗ Fruchtsäfte
- ✗ Brot
- ✗ Nudeln
- ✗ Pizza
- ✗ Fruchtsäfte
- ✗ Fertigprodukte
- ✗ Lebensmittel mit Geschmacksverstärker, Stabilisatoren, Konservierungsmittel und Säureregulatoren
- ✗ Süßigkeiten, Gebäck
- ✗ Zuckerhaltige Speisen
- ✗ Alkohol
- ✗ Koffein
- ✗ Eier
- ✗ Weißmehlprodukte
- ✗ Essig

Da vor allem tierische Produkte zu den säurelastigen Lebensmitteln zählen, eignet sich die basische Ernährung ideal für einen vegetarischen oder veganen Lebensstil. Allerdings können an dieser Stelle nicht alle basischen Lebensmittel aufgezählt werden, da dies den Rahmen des Buches sprengen würde. Jedoch findet sich eine sehr gute Übersichtstabelle, die vom Zentrum für Gesundheit erstellt wurde, online zum kostenlosen Abruf auf: www.zentrum-der-gesundheit.de/pdf/tabelle_saure-und-basische-lebensmittel.pdf. Diese ist übersichtlich aufgebaut und lässt schnell erkennen, was basisch ist und was nicht. Diesbezüglich wird Ihnen vielleicht auffallen, dass viele der basischen Lebensmittel auch in der Low-Carb-Ernährung sowie der ketogenen Ernährung zu finden sind. Dort werden im Großen und Ganzen ähnliche Lebensmittel vermieden. Das bedeutet, Sie können die basische Ernährung problemlos mit der Low-Carb-Ernährung oder der ketogenen Ernährung verbinden, da diese zum Teil auf säurehaltige Nahrungsmittel verzichten.

- Bei der basischen Ernährung essen Sie 70 bis 80 Prozent basische Lebensmittel sowie 20 bis 30 Prozent säurebildende Nahrungsmittel, die natürlich zu den gesunden säurebildenden Lebensmitteln zählen sollten.
- Wie viel Säure in einem Lebensmittel steckt, lässt sich anhand des PRAL-Wertes (potential renal acid load) ablesen. Er gibt die Menge an Säure auf 100 Gramm des jeweiligen Lebensmittels an, die über die Niere ausgeschieden wird.
- Ein gutes Hilfsmittel mit PRAL-Wert-Tabelle, Rezepten und Lebensmitteln der basischen Ernährung stellt die App www.basisch-lecker.de dar.
- Übrigens braucht es basische Nahrungsergänzungsmittel nicht. Wer sich ausgewogen ernährt, kommt mit der basischen Ernährung wunderbar zurecht.
- Vorsicht vor Fruchtsäften! Auch wenn sie Obst enthalten, gehören sie zu den säurebildenden Lebensmitteln.

Da der Säuregehalt von Fruchtsäften sogar sehr hoch ist, sollte ein übermäßiger Konsum vermieden werden. Der Verzehr von purem Obst hingegen schadet nicht. Fruchtsaftschorlen dürfen ebenfalls getrunken werden.

Wie schnell kommt es zu Abnehmerfolgen?

Zuerst einmal sollten Sie sich bewusstwerden, dass Übersäuerung nicht nur langfristig ungesund ist, sondern auch dick macht beziehungsweise den Abnehmvorgang behindert. Denn viele säurebildende Lebensmittel – vor allem Weißmehlprodukte, zuckerhaltige und kohlenhydratreiche Speisen – sorgen für den Aufbau von Fettzellen im Körper und somit für die langfristige Einlagerung von Fett. Fett eignet sich zudem hervorragend, um Säuren einzulagern, wenn der Körper zu viel davon bekommt. Wer an Übergewicht leidet oder lästige Fettpolster loswerden will, muss meistens einfach nur die Ernährung umstellen, da der Körper übersäuert ist. Studien haben gezeigt, dass eine basische Ernährungsweise die Gewichtsabnahme fördert, während eine Diät mit säurehaltigen Lebensmitteln nutzlos ist. Viele, die auf die basische Ernährung umgestiegen sind, berichten, dass sich die überflüssigen Kilos auf den Hüften ganz automatisch abbauen. Schließlich enthalten, wie erwähnt, viele der basenbildenden Lebensmittel nur wenige Kalorien, sind reich an Wasser und besitzen keine ungesunden Fette. Sinnvoll ist die basische Ernährung deshalb für alle, die abnehmen wollen, ohne sich groß einzuschränken oder Kalorien zählen zu müssen. Wenn Sie überdies genügend Flüssigkeit zu sich nehmen, fördern Sie das Abnehmen mit der basischen Ernährung noch weiter. Für eine noch stärkere Gewichtsreduktion sollten Sie die basische Ernährung mit Bewegung kombinieren.

- Die basische Ernährung eignet sich zum Gewichtsverlust hervorragend. Sie versorgt den Organismus mit

reichlich Vitaminen und Nährstoffen. Zudem ist sie kalorienarm, zuckerfrei und leicht verdaulich.
- Bei der basischen Ernährung darf das Kalorienzählen entfallen.
- Durch den automatisch hohen Anteil an Vitaminen, Mineralstoffen und Nährstoffen wird der Körper mit allem versorgt, was er braucht. Auch hier müssen Sie in der Regel auf nichts achten.
- Die basische Ernährung fördert nicht nur das Abnehmen. Sie hält fit und jung und verhindert viele Erkrankungen und Zivilisationskrankheiten.

Für wen ist diese Ernährungsform geeignet?

Die basische Ernährung ist vom gesundheitlichen Standpunkt aus gesehen für jeden Menschen geeignet. Denn der Fokus liegt klar auf einer vitalstoffreichen, zuckerfreien und kalorienarmen Ernährung. Dennoch kann diese Art der Ernährung so manchen abschrecken. Sie beinhaltet nämlich viele Einschränkungen. Egal ob morgendlicher Kaffee, das Glas Rotwein am Abend, der Schokoriegel oder das Stück Kuchen – auf diese Leckereien zu verzichten, fällt nicht jedem leicht. Sie müssen zwar nicht komplett aus dem Leben gestrichen werden, aber diese säurebildenden Lebensmittel und Getränke sollten stark eingeschränkt werden. Der Start in die basische Ernährung erfordert deshalb zuerst viel Überwindung und eine hohe Motivation. Doch der Umstieg lohnt sich in jedem Fall. Und die eigene Disziplin darf zwischendurch auch mal mit etwas Lasterhaften wie einem Cocktail beim Mädelsabend belohnt werden.

Wie sieht es mit der praktischen Umsetzung aus?

Oft wird die basische Ernährung als zu umständlich abgetan, den Büro- und Familienalltag mehr belastend als bereichernd. Denn schließlich basiert die basische Ernährung vor allem auf pflanzlichen Lebensmitteln, Obst und Gemüse. Kritikern und Zweiflern lässt sich an dieser Stelle sagen: Am Anfang kann die Umstellung etwas umständlich sein. Aber sobald Sie den Dreh raushaben, was basische Lebensmittel betrifft, und wissen, was Sie einkaufen und kochen müssen, werden Sie feststellen, dass diese Abnehmmethode einfacher durchzuführen ist als gedacht. Die ganze Familie kann mitmachen. Denn zu einem Nährstoff- und Vitaminmangel wird es bei der basischen Ernährung normalerweise nicht kommen.

- Schwerfallen wird der Umstieg denjenigen, die viele Fertigprodukte und zuckerhaltige Speisen konsumieren und sich fettreich ernähren.
- Der Körper benötigt etwas Zeit, bis er sich umgestellt hat, dann aber fühlen Sie sich fitter, gesünder, jünger und konzentrierter.
- Ist die basische Ernährung abwechslungsreich gestaltet, kommt es zu keinem Nährstoffmangel. Wird sich ausschließlich vegan ernährt, sollte darauf geachtet werden, ausreichend Eisen zu sich zu nehmen. Dieses Mineral ist oft lediglich in säurebildenden Lebensmitteln enthalten. Sie sollten deshalb darauf achten, dass es sich um gesunde, eisenhaltige Lebensmittel wie Linsen, Hülsenfrüchte oder Pseudogetreide handelt.

Kapitel 6:
Intuitives Abnehmen

Das intuitive Abnehmen ist eine weitere gesunde Abnehmmethode, mit der Sie schnelle Erfolge erzielen können. Allerdings handelt es sich in diesem Sinne um keine Diät, sondern um eine bewusste und intuitive Ernährung. Diese sollte eigentlich jedem Menschen zu eigen sein. Doch in der modernen Gesellschaft wurde das intuitive Essen verdrängt. Was bedeutet das? Sie achten nicht mehr auf Ihre inneren Signale beim Essen und hören nicht auf das Gehirn. Sie nutzen beim Essen nicht mehr das Zusammenspiel von Fühlen, Denken und Instinkt. Dabei sollten Sie genau diesem Prozess auf eine natürliche Art und Weise folgen. Das klingt womöglich etwas abgehoben, funktioniert aber in der Praxis besser als jede klassische Diät, bei der Sie hungern müssen. Statt sich zu bestrafen und einzuschränken, schließen Sie Frieden mit dem Essen. Sie geben sich die Freiheit, bedingungslos und vor allem so viel zu essen, wie Sie brauchen. Zudem geht es beim intuitiven Essen darum, bewusst auf den Körper, das Hunger- und Sättigungsgefühl zu hören und das Essverhalten danach zu richten. Denn oft wird nur etwas gegessen, weil die Lust gerade da ist. Nicht aber, weil der Körper wirklich nach Nahrung verlangt.

Wenn Hunger aufkommt, wird beim intuitiven Essen nicht einfach darauf losgegessen, was gerade da ist. Hier geht es darum, im Gehirn abzufragen, was gegessen werden soll, wie hungrig man ist und welche Nahrungsmittel den Körper zufriedenstellen können. Denn der menschliche Organismus kann sich sehr wohl gut ausdrücken und verraten, welche Nährstoffe und Vitamine ihm gerade fehlen. Intuitiv abnehmen bedeutet im sprichwörtlichen Sinne, nicht gegen den Körper zu arbeiten, sondern ihm das zu geben, was für ihn gut ist. Es handelt sich um eine Art des Essens, die von Fesseln befreit und bei der auf die Signale, die der Organismus sendet, geachtet wird. Diese Abnehmmethode scheint sich dadurch im ersten Moment gegen jede Diätmethode zu richten. Sie ist aber keine strenge Philosophie, sondern lediglich ein Respektieren und Wertschätzen des eigenen Körpers und dessen Signale.

- Beim intuitiven Abnehmen vertrauen Sie dem Körper und seinen Signalen. Gleichzeitig lernen Sie, bewusst und achtsam zu konsumieren und Essen mit Achtsamkeit auszuwählen.
- Sie lernen wieder, mit dem Körper zusammenzuarbeiten und nicht gegen ihn zu arbeiten – und zwar ohne Verzicht, ohne Kalorienzählen und ohne das Essen in Kategorien einzuteilen.
- Des weiteren wird beim intuitiven Abnehmen auf das physische Sättigungs- und Hungergefühl gehört. Überdies spielt die Auseinandersetzung mit emotionalem Essen und kognitiven Fehleinschätzungen eine große Rolle.

Wie funktioniert intuitives Abnehmen?

Bevor Sie mit dem intuitiven Abnehmen beginnen, geht es im ersten Schritt darum, herauszufinden, welcher Esstyp Sie sind.

Unterteilt wird in drei verschiedene Essenstypen. Es gibt den vorsichtigen Esser, den professionellen Esser und den unbewussten Esser. Alle drei Typen werden kaum langfristige Abnehmerfolge erzielen, solange sie sich nicht ändern. Nicht, weil sie sich unbedingt ungesund ernähren, sondern weil es ihr Lebensstil verhindert. Im Folgenden werden diese drei verschiedenen Esstypen kurz vorgestellt.

- Der vorsichtige Esser macht sich viele Gedanken darum, was er essen soll. Er plant die Mahlzeiten bereits einen Tag im Voraus und überwacht seine Ernährung streng. Er ist fitnessorientiert und stark nährwertbewusst. Auf den ersten Blick ein vorbildlicher Esser. Doch die vorsichtigen Esser neigen dazu, zu wenig zu essen und zu stark zu überprüfen, wie viel Zucker und ungesunde Lebensmittel sie tagtäglich zu sich nehmen – nur, um sich im Anschluss zu bestrafen. Dieses Verhalten führt langfristig zu einer ungesunden Beziehung zum Essen und kann obsessiv werden.
- Der professionelle Esser ist keiner, der sich gut auskennt, sondern ein chronischer Diäthalter. Er wählt Nahrungsmittel nach ihrem Abnehmwert aus, und nicht unbedingt danach, ob diese gesund sind oder nicht. Dieser Diätprofi weiß viel über die verschiedenen Abnehmmethoden, allerdings lassen die Erfolgserlebnisse zu wünschen übrig. Dieser Esser leidet oft unter immer wiederkehrenden Jo-Jo-Effekten und Heißhungerattacken, die zu neuen Diätversuchen führen – nur um dann erneut zu scheitern, bis der Frust so groß ist, dass irgendwann auf Diätpillen und Ähnliches zurückgegriffen wird. Viele dieser Personen haben eine ernsthafte Essstörung.
- Der unbewusste Esser ist jemand, der sich nicht viel darum kümmert, was und wie er isst. Er beschäftigt sich mit anderen Dingen. Oft wird das Essen genutzt, um fernzusehen oder zu lesen. Viele unbewusste Esser

haben ein stressiges, chaotisches Leben, sodass sie gefühlt wenig Zeit haben, sich bewusst mit ihrer Ernährung zu beschäftigen. Sie essen meistens, was gerade verfügbar ist, auch viel Fast Food und Fertiggerichte. Innerhalb der unbewussten Esser gibt es noch eine weitere Gruppe: die widerstandslosen Esser. Sie können dem Essen nicht widerstehen, egal ob sie Hunger haben oder nicht. Ihnen ist dabei nicht bewusst, wie viel sie zu sich nehmen. Auch die emotionalen Esser zählen zu den unbewussten Essern. Sie essen, um Frust, Stress, Ärger und andere Emotionen zu unterdrücken oder beiseitezuschieben. Dabei ignorieren sie die tiefer liegenden Wurzeln ihrer Probleme. Auch sind sie sich nicht bewusst, dass ihr emotionales Essverhalten problematisch ist und häufig zu Übergewicht führt.

Wenn Sie sich dieser drei Esstypen bewusst sind und sich einem davon zuordnen können, haben Sie den ersten Schritt getan, um sich intuitiv ernähren zu können. Im Folgenden wird genauer erklärt, wie Sie das intuitive Abnehmen durchführen können.

Was macht einen intuitiven Esser aus?

Ein intuitiver Esser richtet sich nach den natürlichen Signalen, vor allem nach den Hungersignalen, die der Körper ihm sendet. Dabei isst und ernährt er sich, ohne sich schuldig zu fühlen. Auch lässt er sich nicht von außen, wie etwa durch die Medien, Trenddiäten, Vorschriften und Botschaften, beeinflussen. Die Körperform spielt beim intuitiven Esser keine große Rolle beziehungsweise beeinflusst seine Essensweisheit nicht.

Das intuitive Essen ist als eine Art Rückkehr in die Kindheit anzusehen. Denn Kinder können, wie eine Studie der US-amerikanischen Psychologin Leann Birch eindrucksvoll zeigt, ihre Nahrungsaufnahme automatisch und intuitiv dem anpassen, was der Körper gerade zum Wachsen und Entwickeln benötigt. Der kindliche Prozess des intuitiven Essens wird also wieder hervorgeholt. Denn dieser steckt in jedem, auch wenn er schon lange Zeit verschüttet ist.

Wie lässt sich das intuitive Abnehmen durchführen?

Das, was Sie im Folgenden lesen werden, wird Sie vielleicht zunächst abschrecken. Wenn Sie sich nämlich für das intuitive Abnehmen entscheiden, sollten Sie Kalorien, Nährwerte, Kohlenhydrate und all das vergessen. Auch die Ernährungsart (wie Low Carb oder ketogene Ernährung) sollte nicht an erster Stelle stehen. All das ist kontraproduktiv. Vergessen Sie auch gesunde Lebensmittel. Beim Neu-Erlernen des intuitiven Essens ist das keine Hilfe. Natürlich bedeutet das nicht, dass Sie gesunde Ernährung ignorieren sollten. Nur sollte Ihr Fokus nicht auf einem gesunden Ernährungsplan oder einer gesunden Diät, liegen. Hören Sie auch auf, sich schuldig zu fühlen. In der heutigen Gesellschaft bildet das einen der Hauptgründe, warum intuitives Essen nicht funktioniert, zumal die vielen verschiedenen Botschaften von Ernährungsexperten und Wissenschaftlern verunsichern. Plötzlich isst man das Falsche – die Folge sind Schuldgefühle. Sie kennen das sicher auch. Studien zeigen, dass vor allem Frauen, die häufig die Zielgruppe der sogenannten Ernährungsbotschaften sind, besonders stark unter diesen Schuldgefühlen leiden – viel mehr als die Männer.

- Nutzen Sie das intuitive Abnehmen nicht, um abzunehmen! Stellen Sie den Gedanken an das Abnehmen hinten an. Das hört sich kontraproduktiv an, ist aber das, was letztlich zu langfristigen Abnehmerfolgen führt. Sie

müssen zuerst das System der Diäten und der Diätmentalität durchbrechen.
- Beim intuitiven Essen verlassen Sie sich auf die Hinweise und Signale des Körpers. Der Blick geht nach innen und nicht nach außen. Sobald sie anfangen, zu beurteilen, ob das Essverhalten richtig ist, entfernen Sie sich vom Konzept des intuitiven Essens.

Welche Lebensmittel sind beim intuitiven Abnehmen sinnvoll?

Zunächst einmal sollten Sie sich nicht einschränken oder sich ein Verbot auferlegen. Beim intuitiven Essen sollte es keine Zwänge geben. Etwas anderes ist es, wenn Sie bereits vegetarisch oder vegan essen oder gesundheitliche Gründe Ihre Ernährung einschränken. Ansonsten dürfen Sie sich beim intuitiven Abnehmen für eine sanfte Ernährung mit fettfreien und zuckerarmen Nahrungsmitteln entscheiden. Das sind in erster Linie Lebensmittel, die Ihre Gesundheit fördern, die Ihnen guttun und Ihre Geschmacksknospen ehren. Essen Sie bewusst das, womit Sie sich wohlfühlen und nicht nach irgendwelchen Richtlinien. Zählen Sie auch nicht mehr genau Ihre Kalorien! Stattdessen kommt es darauf an, dass Sie regelmäßig essen und das über einen längeren Zeitraum durchhalten.

Die Prinzipien der intuitiven Ernährung

Das intuitive Abnehmen basiert auf mehreren Prinzipien, die sich schnell erklären lassen.

- Sagen Sie Nein zu klassischen Diätbüchern!
- Sagen Sie Nein zur inneren Ernährungspolizei!
- Respektieren Sie Ihr Hunger- und Sättigungsgefühl!

- Entdecken Sie den Genussfaktor!
- Lernen Sie bedingungsloses Essen!

Bevor Sie mit dem intuitiven Abnehmen beginnen, sollten Sie alle alten Diätbücher, die Sie noch zu Hause haben, entfernen. Entsagen Sie auch den typischen Zeitschriften, in denen in jeder Ausgabe neue Diättipps veröffentlicht werden. Zudem sollten Sie Fantasiedenken und unrealistische Erwartungen vermeiden. Befreien Sie sich von allen Diäten und werden Sie frei, was die Ernährung angeht. Achten Sie darauf, sich nicht einzuschränken, jedenfalls nicht unter Zwang. Diese Mentalitäten über Bord zu werfen, ist nicht einfach. Schließlich ist den meisten Menschen das Diätsystem seit Kindesbeinen an vertraut. Durch das intuitive Essen finden Sie einen Weg aus dem Teufelskreis. Sie hören auf Ihre biologischen Bedürfnisse und lernen, Hungersignale und Sättigungsgefühle zu akzeptieren. Das ist eine der wichtigsten Voraussetzungen beim intuitiven Abnehmen.

Und noch etwas ist wichtig: Achten Sie darauf, Ihre Mahlzeiten regelmäßig und zu den gleichen Tageszeiten einzunehmen. Nehmen Sie sich auch die Zeit, um in Ruhe etwas zu essen. Statt immer danach zu streben, dünn und gesund zu sein, sollten Sie auf Genuss und Zufriedenheit bauen. Natürlich bedeutet das intuitive Essen nicht, auf alles Gesunde zu pfeifen. Zu viel Zucker, zu viel ungesunde Ernährung schadet der Gesundheit und hat mit intuitivem Essen nichts zu tun. Auch bedeutet es nicht, die Bewegung im Alltag zu vernachlässigen. Werden Sie aktiv und bewegen Sie sich sportlich – nicht, weil es mehr Kalorien verbrennt, sondern weil es sich gut anfühlt und den Körper mit neuer Energie und Motivation versorgt.

- Wenn Sie hungern oder ihre Energiezufuhr zu stark einschränken, führt dies zu Heißhungerattacken.

- Heißhunger kommt gar nicht erst auf, wenn Sie auf das biologische Hungersignal hören, das der Körper Ihnen sendet.
- Wenn Sie essen, weil Sie Gefühle bewältigen oder sich ablenken und trösten wollen, sollten Sie andere Wege finden, um die Emotionen unter Kontrolle zu bekommen. Denn das Essen löst die Probleme nicht und im Anschluss fühlen Sie sich nur schlechter. Hier kann therapeutische Hilfe eine Lösung darstellen.

Das Ziel, ein intuitiver Esser zu werden, sollte während des Umsetzens der Methode und Prinzipien stets an erster Stelle stehen. Auch wenn es beim intuitiven Abnehmen weniger um Verzicht und Regeln geht, kommt es hier am Anfang ebenfalls zu Rückschlägen. Das ist normal und ein natürlicher Prozess, der bei der Umstellung auf Sie zukommt. Akzeptieren Sie das als einen Teil des Fortschrittes und fühlen Sie sich nicht schuldig, wenn Sie zwischendurch einmal in alte Muster zurückfallen. Anders als bei klassischen Diäten geht es hier nicht darum, in einer möglichst kurzen Zeitspanne viel Gewicht zu verlieren, sondern darum, in Ihre Zukunft zu investieren. Sehen Sie das intuitive Abnehmen wie eine langfristige Anlage, die im Laufe der Zeit eine Rendite abwirft (Erreichen des Wunschgewichtes auf natürliche Art und Weise).

Wie schnell kommt es zu Abnehmerfolgen?

Beim intuitiven Abnehmen dürfen Sie sich darüber freuen, dass Heißhungerattacken und unkontrollierbare Essanfälle ein Ende haben werden. Da bei dieser Abnehmmethode grundsätzlich jedes Lebensmittel erlaubt ist, werden die Lust und das Verlangen nach ungesunden Leckereien von alleine abnehmen. Studien zeigen zudem, dass das intuitive Essverhalten automatisch viel kontrollierter ausfällt als bei Diäthaltenden. Außerdem hat sich herausgestellt, dass Personen, die sich intuitiv ernähren und das Konzept der intuitiven Ernährung richtig umsetzen, langfristig ihr Gewicht im unteren Normalgewichtbereich halten können. Anfänger werden mit dieser Methode allmählich abnehmen, bis sie ihr Wunschgewicht erreichen. Und es gibt noch einen weiteren, interessanten Aspekt: Das intuitive Essen scheint Essstörungen zu vermeiden und emotionale Essanfälle zu stoppen. Denn beim intuitiven Abnehmen hilft das Erkennen des biologischen Hunger- und Sättigungsgefühls beim Gewichtsverlust.

> **Hinweis:**
>
> Alle genannten Abnehmmethoden in diesem Buch sind nicht mit klassischen Diäten zu verwechseln. Bei jeder der vier vorgestellten Methoden handelt es sich um Ernährungsumstellungen, die dauerhaft für eine gesunde Gewichtsabnahme (und ein Halten des Wunschgewichts) sorgen und sich zudem miteinander kombinieren lassen. Sie alle fördern eine gesunde Beziehung zum Essen und sind, wenn Sie so wollen, Bestandteil des intuitiven Essens.

Wie schnell sich mit dem intuitiven Essen Abnehmerfolge zeigen, hängt von verschiedenen Faktoren ab. Allgemeine Angaben lassen sich an dieser Stelle nicht machen. Denn die individuelle Vorgeschichte spielt eine große Rolle. Sind Sie bisher ein extremer Diätmensch gewesen, wird Ihnen das intuitive Essen zunächst schwerfallen. Die Erfolge hängen außerdem davon ab, wie Sie Ihr Leben und den Alltag bewältigen und ob Sie das Essen für emotionale Zwecke missbrauchen oder nicht. Außerdem ist es wichtig, sich ausreichend vertrauen zu können und sich so zu akzeptieren, wie Sie sind. Wie bereits in vorherigen Kapiteln dargelegt, können Sie Ihre genetische Veranlagung nicht verändern. Sie ist ein Teil von Ihnen, so wie Ihre Schuhgröße. Stellen Sie deshalb keine unmöglichen Erwartungen an das intuitive Abnehmen, arbeiten

Sie stattdessen daran, dass sie sich in der eigenen Körperform wohlfühlen.

Hier ist es wichtig, nochmals zu erwähnen, dass der Körper mit dem intuitiven Abnehmen zu seinem natürlichen Gewicht zurückkehrt und dann dort verbleiben wird. Wie stark sich dieses Gewicht von Ihrem aktuellen Gewicht unterscheidet, werden Sie mit der Zeit herausfinden. Was Sie tun können, ist, den Zeitpunkt zu bestimmen, an dem Sie das Normalgewicht erreichen. Und zwar dann, wenn Sie nicht mehr über das Sättigungsgefühl hinaus essen, wenn Sie nicht mehr essen, als Sie Hunger haben, und wenn Sie nicht einfach essen, weil Sie sich langweilen. Das Ziel des intuitiven Essens ist also, nicht zu essen, um schwierige oder emotionale Situationen zu meistern und sich nicht gegen Bewegung und Hunger zu sträuben. Dann kehrt das Gewicht in den Normalzustand zurück und Sie werden sich frei fühlen – frei von allen Diäten –, fit, schlank und stark. Und das werden Sie beibehalten können.

> **Hinweis:**
>
> Selbst wenn Sie sich intuitiv ernähren wollen, kann es sein, dass Sie bereits eine bestimmte Ernährungsform befolgen, die mit Ihrer ethischen Einstellung oder Ihrem religiösen Glauben in Zusammenhang steht, wie zum Beispiel eine vegetarische oder vegane Ernährung. Auch aufgrund gesundheitlicher Aspekte, wegen bestimmter Allergien, Unverträglichkeiten oder Krankheiten kann es nötig sein, dass Sie einem besonderen Ernährungsplan folgen müssen. Diese Ernährungsformen können Sie aber mit dem intuitiven Essen verbinden. Denn das biologische Hunger- und Sättigungsgefühl richtet sich nicht danach, was Sie essen. Zudem können Sie allen Prinzipien, die das intuitive Essen ausmachen, problemlos folgen – selbst wenn Sie sich gegen das Konsumieren von speziellen Lebensmitteln entscheiden.

> **Tipp:**
>
> Stehen Sie Ihrem eigenen Körper nicht kritisch gegenüber und vergleichen Sie sich nicht mit anderen Frauen und deren Figuren. Legen Sie die klassische Diätmentalität ab, so schwer das auch sein mag. Wenn Sie Ihren Körper respektieren, werden Sie mehr auf sich achten und automatisch weniger essen. Vergessen Sie nicht, stolz auf Ihre Leistungen zu sein!

Für wen ist diese Ernährungsform geeignet?

Alle, die frustriert und verzweifelt sind und bereits zahlreiche gescheiterte Diäten hinter sich haben, werden beim Lesen über die intuitive Ernährung sicher Hoffnung schöpfen. Sie sind es auch, die sich mit dieser Thematik am dringendsten beschäftigen sollten. Denn aus dem Teufelskreis an Verboten, Diäten und Verzicht herauszukommen, bildet für sie den einzigen Weg, um Obsessionen und falsche Gedanken im Kopf zu stoppen. Intuitiv abnehmen bedeutet, zum ersten Mal seit langer Zeit ein gesundes Essverhalten zu etablieren sowie Platz für positives Denken zu schaffen – übrigens auch in anderen Bereichen des Lebens: Nicht wenige, die sich intuitives Essen angewöhnt haben, berichten von tiefgreifenden, positiven Veränderungen in ihrem Leben.

Was das Abnehmen betrifft, so sollte dieses nicht an erster Stelle stehen. Der Gewichtsverlust tritt beim intuitiven Essen ohnehin ganz von alleine ein. Wofür sich die intuitive Ernährung aber hervorragend eignet, ist das langfristige stabile Halten des Wunschkörpergewichts. Das bedeutet, Sie müssen nicht zwangsweise mit der intuitiven Ernährung starten, sondern können zuerst mit einer anderen Abnehmmethode wie der Low-Carb-Methode oder dem basischen Essen beginnen. So lernen Sie zunächst den gesunden Umgang mit Lebensmitteln.

Im Anschluss starten Sie mit dem intuitiven Essen, um die verlorenen Kilos zu behalten, ohne aber weiterhin auf bestimmte Leckereien verzichten zu müssen.

Kapitel 7: Nehmen Sie diese Gedanken zum Abnehmen mit!

Übergewicht und Fettleibigkeit haben gesundheitliche Folgen. Wie sie entstehen, wurde in diesem Buch bereits erklärt. Die Hauptgründe sind eine falsche Ernährung, Bewegungsmangel und zu viel Zucker. Aber auch Gedankenmuster und das individuelle Verhalten spielen eine essenzielle Rolle und haben Einfluss auf die Figur und Gesundheit. Wie Sie denken und handeln, beeinflusst Selbstwert und Ernährungsentscheidungen. Der Körper kann sich nicht ohne den Geist heilen. Und Sie können nicht abnehmen, wenn Sie Ihr Denken und Ihre Emotionen nicht analysieren. Negative Gedanken, vor allem das Aussehen und den Selbstwert betreffend, sollten aus Ihrem Leben verbannt werden.

Der Schönheitswahn, der von den Medien und der Gesellschaft vorgelebt wird, sollte in Ihrem Leben keinen großen Stellenwert einnehmen. Sie sind schön, so wie Sie sind. Und es gibt keinen schlechteren Motivator für das Abnehmen als ein Schönheitsideal. Der Gewichtsverlust sollte infolge gesundheitlicher Gründe geschehen und eine achtsame und gesunde Lebensweise dabei im Vordergrund stehen. Dann entsteht der Gewichtsverlust von ganz alleine. Das verschafft Ihnen die notwendige Motivation, sich langfristig gesund zu ernähren. Und denken Sie daran, dass sich der Aufwand lohnt und Sie die Herausforderungen meistern können, wenn Sie sich klar über Ihre Entscheidung und das Ziel sind.

- Ein wichtiger Aspekt beim Abnehmen ist, sich der eigenen Gedankenmuster bewusst zu werden und herauszufinden, wie sich destruktive Gedanken in positive Leitsprüche umwandeln lassen.
- Wenn Sie mittags im Büro sind oder abends mit Freunden zusammensitzen, wissen Sie um die Kraft Ihres Willens und Ihrer Gedanken. Beides können Sie trainieren. Dann fällt es Ihnen leicht, bestimmten Versuchen zu widerstehen, ohne dass Sie sich dazu zwingen müssen.

Wie mit Familie und Umfeld umgehen, wenn es um Ernährung geht?

Ein weiterer wichtiger Punkt, der beim Abnehmen oft übersehen wird, ist das eigene Umfeld. Familie, Freunde und Kollegen nehmen einen großen Einfluss auf die persönlichen Erfolge. Beobachten Sie Ihr Umfeld genau und überlegen Sie gut, mit welchen Menschen Sie über Ihre Ernährungspläne sprechen möchten. Was die eigene Familie angeht, so können Sie diese in die Abnehmstrategie einbeziehen und mit ihnen gemeinsam eine Ernährungsumstellung durchführen. Das ist der Optimalfall. Allerdings geht das in der Praxis nicht immer. Bei einigen Abnehmmethoden wie der ketogenen Ernährung oder einer strengen Low-Carb-Diät sollten Sie die Kinder nicht mit integrieren, da diese noch im Wachstum sind und bestimmte Nahrungsmittel benötigen. Aber Sie können Ihre Familie definitiv inspirieren und an eine gesunde Ernährung heranführen.

- Wenn Sie von Ihrem Umfeld bei der Gewichtsoptimierung unterstützt werden, fällt es natürlich leichter, abzunehmen.
- Beim Abnehmen sollten Sie auf liebevolle und unterstützende Familienmitglieder und Freunde bauen.

- Meiden Sie während des Abnehmens Personen, die Ihren Weg nicht nachvollziehen können oder dem kritisch gegenüberstehen. Diese verunsichern Sie nur und sind der Motivation hinderlich.

Gehen Sie achtsam mit sich um, und wählen Sie Verbündete aus. Sollte aus der eigenen Familie Kritik kommen, dann legen Sie sich ein paar Argumente zurecht. Denken Sie aber daran, dass Sie niemanden überzeugen müssen und das Recht haben, sich um sich selbst und Ihr Gewicht zu kümmern. Die Meinungen von Freunden und Familie müssen Sie nicht übernehmen. Bedenken Sie, dass viele im eigenen Umfeld aufgrund individueller Erfahrungen agieren. Diese Personen können viel reden, aber sie werden am Ende nicht die Verantwortung für Ihr Handeln übernehmen.

Und damit zum Stichwort Verantwortung: Haben Sie sich während des Lesens Gedanken gemacht, warum Sie abnehmen wollen?

Beweggründe für das Abnehmen hinterfragen

Ausschlaggebend für die Motivation sind die wahren Beweggründe, die Sie dazu bringen, Gewicht verlieren zu wollen. Wissen Sie bereits, was der ausschlaggebende Grund für Sie ist? Kam der Wunsch von Ihnen selbst, oder stammte die Inspiration von außen? Manchmal präsentiert sich Ihnen ein oberflächlicher Grund, der aber nicht genügt, um die Abnehmmethode langfristig durchzuhalten. Machen Sie sich Gedanken, warum Sie jetzt mit dem Abnehmen beginnen wollen und was Ihre Ziele sind. Nutzen Sie auch ein Tagebuch, um Ihre Gedanken, Schwierigkeiten und Erfolge festzuhalten. Das fördert das Lernpotenzial.

> **Tipp:**
> Ausdauer, Selbstdisziplin und Selbstmotivation gehören zum Abnehmen dazu. Diese Fähigkeiten können Sie lernen.

Zu wissen, wie es zu Übergewicht kommt und welche Lebensmittel schädlich für Gesundheit und Figur sind, reicht nicht aus, um dauerhaft abzunehmen. Die körperlichen Folgen und Fakten als Motivator zu nehmen, wird Ihnen nicht helfen, Fettpölsterchen abzubauen. Sie müssen auch grundlegende Veränderungen in Ihrem Leben bewirken und Ihre Gewohnheiten ändern. Diese sind leider oftmals stärker als die Wünsche. Legen Sie deshalb stets den Fokus auf die eigenen Gewohnheiten und achten Sie auf Selbstdisziplin und Verantwortungsbewusstsein. Das alles zusammen bildet die Garantie für einen figurfreundlichen Lebensstil.

> **Tipp:**
> Wenn Sie die Beweggründe für das Abnehmen kennen, können Sie die eigenen Schwachstellen ausfindig machen. Darauf aufbauend lassen sich gesunde Alternativen in den Alltag integrieren. In diesem Buch wurden Ihnen verschiedene Abnehmmethoden und Tipps für gesunde Essensgewohnheiten vorgestellt. Mit ihnen können Sie Ihr Gewicht optimieren und zu einer schlanken Figur finden. Vergessen Sie die körperliche Bewegung dabei nicht. Starten Sie die Transformation noch heute und überwinden Sie den inneren Schweinehund, der Sie davon abhalten will. Schritt für Schritt nähern Sie sich dem Wunschgewicht. Allein oder gemeinsam mit dem Partner oder der Familie.

Etwas Geduld ist Voraussetzung

Wenn Sie das Buch gelesen haben, wissen Sie, dass schnelles Abnehmen nicht möglich ist. Sicher werden Sie in den ersten Wochen einige Kilos verlieren, doch um das Wunschgewicht zu erreichen und auch zu halten, sollten Sie Geduld und Zeit mitbringen. Crash-Diäten, bei denen Sie kurzfristig abnehmen können, sind nicht hilfreich. Sie bringen den gefürchteten Jo-Jo-Effekt mit sich und danach nehmen Sie meistens wieder zu – oft sogar noch mehr als zuvor.

> **Abnehmen** gehört mit vielen Kurzzeitzielen und Teilerfolgen zu den **Langzeitzielen**. Genau deshalb fällt vielen Menschen eine nachhaltige Gewichtsreduktion so schwer. Im Alltag auf ein großes Ziel hinzuarbeiten, ist nämlich nicht leicht. Versuchungen lauern überall und die ersten Wochen einer Ernährungsumstellung sind hart. Einigen fällt die Umstellung leichter, andere haben stark mit der neuen Ernährungsweise zu kämpfen. Wenn Sie keine konkreten Anhaltspunkte haben, ist der Abnehmplan schnell in Gefahr.

In der heutigen, hektischen und kurzlebigen Zeit wünscht sich jeder schnelle Erfolge. Beim Abnehmen sollten Sie allerdings einen Zeitraum von drei Monaten einplanen. Viele Menschen kommen mit einem 12-Wochen-Plan sehr gut zurecht. Sie können sich an Plänen anderer orientieren und sich inspirieren lassen. Da sich Ihre Ausgangslage, der Alltag und Ihr Ziel von jenen anderer Personen unterscheiden, sollten Sie aber einen persönlichen Abnehmplan entwickeln. Dieser berücksichtigt dann auch die eigenen Schwachstellen.

Ein Abnehmplan sollte folgende Antworten enthalten:

Wo möchte ich nach 12 Wochen Abnehmen stehen? -> Konkrete Zieldefinierung.
Was möchte ich optimieren? -> Mehr Bewegung, mehr Sport etc.
Mit welchem Bereich möchte ich starten? -> Ernährungsumstellung Schritt für Schritt.
Wie viel Zeit habe ich zur Verfügung? -> Zeitmanagement für Tages- und Wochenplan.

So könnte ein allgemeiner Abnehmplan aussehen:

In drei Monaten täglich Sport treiben und bis zum Ende der Phase die Ernährung komplett umstellen. Zudem wird ein Gewichtsverlust von fünf Kilogramm angestrebt. In den ersten vier Wochen stehen einfache Sporteinheiten auf dem Plan, zudem werden Frühstück und Abendessen bereits an die Abnehmmethode angepasst. In den zweiten vier Wochen werden die täglichen Trainingseinheiten intensiviert und das Mittagessen entspricht nun den neuen Ernährungsgewohnheiten. In den dritten vier Wochen werden Sport und neue Ernährung allmählich zur Gewohnheit. Wichtig ist, dass es zu keiner Überforderung kommt und Flexibilität vorhanden ist, um den Plan, wenn nötig, zu aktualisieren und um gesündere Alternativen zu konzipieren.

Schlusswort

Egal ob sich bei Ihnen Übergewicht entwickelt hat oder es aufgrund falscher Ernährung, einer ungesunden Diät oder aufgrund von schmerzhaften, emotionalen Erlebnissen zu Fettpölsterchen gekommen ist – am wichtigsten ist, dass Sie die Ursachen erkennen, um den Abnehmprozess zu fördern. In einigen Fällen – vor allem, wenn eine Essstörung vorliegt – kann es hilfreich sein, einen Ernährungsberater oder Psychologen hinzuzuziehen. Dieser unterstützt Sie dabei, die eigenen Gedanken und Gefühle zu analysieren.

Manchmal ergeben sich während des Abnehmens Momente, die Sie in die falsche Richtung gehen lassen oder zu einem Rückschritt führen. Doch diese gehören zum Prozess des nachhaltigen Gewichtsverlusts dazu und bedeuten stets einen positiven Wendepunkt. Der persönliche Fortschritt ist auch weniger von der gewählten Abnehmmethode abhängig als von der eigenen Einstellung und dem Mut zu langfristiger Veränderung. Dazu gehören das Frieden-Schließen mit dem Essen und das Honorieren von Hungergefühlen genauso wie das Hinterfragen von zerstörerischen Gedanken. Wenn Sie zudem lernen, welch starken Einfluss eine gesunde Ernährungsweise auf Ihr Wohlbefinden ausübt und wie hilfreich sie sich erweist, was das Abnehmen betrifft, beginnt für Sie ein Leben voller Zufriedenheit, Selbstbewusstsein und Freude.

Sie wissen aber jetzt, dass dies von vielen individuellen Faktoren abhängt und jeder Körper anders funktioniert. Verlieren Sie also die Geduld und legen Sie die von der Gesellschaft auferlegte Diätmentalität ab.

Informationen, Quellen & weiterführende Literatur

Hilfreiche Informationen rund um das Thema Abnehmen/Gesundheit:

Das Bundesministerium für Ernährung und Landwirtschaft in Deutschland bietet ausführliche Informationen zur Kennzeichnungspflicht von Lebensmitteln an.

Die Schweizer Nährwertdatenbank des Bundesamtes für Lebensmittelsicherheit und Veterinärwesen, kurz BLV, stellt eine frei zugängliche Datenbank mit Informationen zum Kalorienwert und zur Nährstoffzusammensetzung ausgewählter Lebensmittel zur Verfügung. www.naehrwertdaten.ch/de/

Eine bundesweit aktive Selbsthilfegruppe ist die AdipositasHilfe Deutschland e. V. Über die Suchfunktion können Sie örtliche Selbsthilfegruppen ermitteln. www.adipositashilfe-deutschland.de

Der Adipositas Verband Deutschland e. V. ist ebenfalls bundesweit aktiv. Er stellt eine Datenbank zur Verfügung, in die sich Selbsthilfegruppen eintragen können. Dort besteht zudem die Möglichkeit, Adressen von Selbsthilfegruppen in der Umgebung zu finden. www.adipositasverband.de/

Der Verband der Diätassistenten e. V. eignet sich für die Suche nach einem professionellen Diättherapeuten oder Ernährungsberater, auch in Ihrer Umgebung. www.vdd.de

Berufsverband der Oecotropholog*innen, Haushalts-, Ernährungs- und Lebensmittelwissenschaftler*innen. www.vdoe.de

Die Deutsche Gesellschaft für Ernährung, DGE, hat auf ihrer Website viele hilfreiche Informationen zur Ernährung sowie zu vielen gesunden Diäten zusammengestellt. Außerdem können Sie sich über das „Ich nehme ab"-Programm informieren, das ein entwickeltes Selbstmanagementprogramm mit verhaltenstherapeutischer Ausrichtung ist. Zudem können Sie sich nach zertifizierten Ernährungsberatern umsehen. www.dge.de

Wenn Sie unter einer Essstörung leiden und weiterführende Hilfe benötigen, können Sie sich an verschiedene Anlaufstellen wenden:

- Bundeszentrale für gesundheitliche Aufklärung unter: www.bzga-essstoerungen.de
- BFE Bundes Fachverband Essstörungen unter www.bundesfachverbandessstoerungen.de
- Dick & Dünn e. V. Beratungszentrum bei Ess-Störungen unter: www.dick-und-duenn-berlin.de
- Stiftung Gesundheitswissen unter: www.stiftung-gesundheitswissen.de

Quellen und weiterführende Literatur

Achleitner, A. (2019). Fructose. https://www.minimed.at/medizinische-themen/stoffwechsel-verdauung/fructose/

Atkins Diät. www.atkins.com

Becker, S. & Online-Redaktion. (2018.) *21 Abnehmpillen, Appetitzügler & Fatburner im Test*. www.oekotest.de/gesundheit-medikamente/21-Abnehmpillen-Appetitzuegler-Fatburner-im-Test_110534_1.html

Berthoud, H., Seeley, R. J. & Roberts, S. B. (2021). Physiology of Energy Intake in the Weight-Reduced State. *Obesity, 29*(S1). https://doi.org/10.1002/oby.23080

Birch, L., Fisher J. (1998) Development of eating behaviors among children and adolescents. *Pediatrics, 101 (3,2)*,539-49. PMID: 12224660. https://pubmed.ncbi.nlm.nih.gov/12224660/

Bo, S., Rahimi, F., Goitre, I., Properzi, B., Ponzo, V., Regaldo, G., Boschetti, S., Fadda, M., Ciccone, G., Abbate Daga, G., Mengozzi, G., Evangelista, A., de Francesco, A., Belcastro, S. & Broglio, F. (2018). Effects of Self-Conditioning Techniques (Self-Hypnosis) in Promoting Weight Loss in Patients with Severe Obesity: A Randomized Controlled Trial. *Obesity, 26*(9), 1422–1429. https://doi.org/10.1002/oby.22262

Davis, M. S. (2020). *Intermittierendes Fasten: #1 Fasten Diät Kochbuch zum abnehmen, Fett verbrenen und ein gesundes Leben zu führen! Plus einen 7 Tage Essplan! (Der beste Fasten Guide zum abnehmen für Frauen und Männer)*(2nd ed.). Educational Books.

Deutsche Gesellschaft für Ernährung. (2021). *Schlank im Schlaf-Diät*. www.dge.de/ernaehrungspraxis/diaeten-fasten/schlank-im-schlaf/?L=0

Deutschmann, A. (2020). *Low Carb für Berufstätige: Das Kochbuch mit schnellen und schmackhaften Rezepten für jeden Tag! Gesunde Gerichte zur optimale Gewichtsreduktion inkl. 28 Tage Ernährungsplan*. Independently published.

Ekblom-Bak, E., Ekblom, B., Vikström, M., de Faire, U. & Hellénius, M. L. (2013). The importance of non-exercise physical activity for cardiovascular health and longevity. *British

Journal of Sports Medicine, 48(3), 233–238. https://doi.org/10.1136/bjsports-2012-092038

FETEev Redaktion. (2021). *Glykämischer Index und glykämische Last.* www.fet-ev.eu/glykaemischer-index/

Huether, G., Schmidt, S. & Rüther, E. (1998) Essen, Serotonin und Psyche: Die unbewußte nutritive Manipulation von Stimmungen und Gefühlen. *Deutsches Ärzteblatt* 95(9): A-477 / B-384 / C-362

Kast, B. (2018). *Der Ernährungskompass: Das Fazit aller wissenschaftlichen Studien zum Thema Ernährung*(Originalausgabe Aufl.). C. Bertelsmann Verlag.

KetoUp & KetoUp Blog. www.keto-up.de/keto-blog/

Knop, U. (2021). *Erfolgreich abnehmen und schlank bleiben: Nachhaltige Gewichtsreduktion wissenschaftlich belegt* (1. Aufl. 2021 Aufl.). Springer.

Mellberg, C., Sandberg, S., Ryberg, M., Eriksson, M., Brage, S., Larsson, C., Olsson, T. & Lindahl, B. (2014). Long-term effects of a Palaeolithic-type diet in obese postmenopausal women: a 2-year randomized trial. *European Journal of Clinical Nutrition*, 68(3), 350–357. https://doi.org/10.1038/ejcn.2013.290

Müller, C. (2021). *Wohlfühlgewicht: Das passende Körpergewicht finden.* www.bzfe.de/ernaehrung/ernaehrungswissen/gesundheit/wohlfuehlgewicht

Pape, D., Schwarz, R., Trunz-Carlisi, E. & Gillessen, H. (2007). *Schlank im Schlaf* (36. Aufl.). GRÄFE UND UNZER Verlag GmbH.

Reichelt, S., *Schlank und rank: Müssen wir alle so sein?* www.ugb.de/gesund-abnehmen-ohne-diaet/schlank-rank-muessen-wir-alle-so-sein/

Resch, E., Tribole, E. & Lichtner, G. (2013). *Intuitiv abnehmen: Zurück zu natürlichem Essverhalten* (Deutsche Erstausgabe Aufl.). Goldmann Verlag.

Richter, N., *Paleo Diät: Pro und Contra.* www.paleo360.de/paleo-diaet-pro-und-contra/

Rippe, J. M. & Angelopoulos, T. J. (2016). Added sugars and risk factors for obesity, diabetes and heart disease. *International Journal of Obesity*, 40(S1), S22–S27. https://doi.org/10.1038/ijo.2016.10

Robert Koch Institut Gesundheitsmonitoring. (2014). *Übergewicht und Adipositas.* www.rki.de/DE/Content/Gesundheitsmonitoring/Themen/Uebergewicht_Adipositas/Uebergewicht_Adipositas_node.html

Roberts, S. & Krupa Das S. (2017). Was unser Körpergewicht bestimmt. www.spektrum.de/news/medizin-was-unser-koerpergewicht-bestimmt/1512517

Schellenholz, S. (2020) *Stoffwechsel anregen* (1. Aufl.). via tolina media Verlag.

Schlank und potent mit Pillen aus dem Internet? (2020). www.verbraucherzentrale.de/wissen/lebensmittel/nahrungsergaenzungsmittel/schlank-und-potent-mit-pillen-aus-dem-internet-10888

Schocke, S. (2020). *Low Carb trotz Familie: Stell dir vor, es gibt Low Carb und keiner merkt's. Das Low Carb Kochbuch für die ganze Familie.* Naumann & Göbel.

Siener, R. (2011). *Säure-Basen-Haushalt und Ernährung*; Ernährungsumschau. www.ernaehrungs-umschau.de/fileadmin/Ernaehrungs-Umschau/pdfs/pdf_2011/10_11/EU10_2011_562_568.qxd.pdf

Siener, R., Schade, N., Nicolay, C., von Unruh, G. E. & Hesse, A. (2005). The efficacy of dietary intervention on urinary risk factors for stone formation in recurrent calcium oxalate stone patients. *Journal of Urology, 173*(5), 1601–1605. https://doi.org/10.1097/01.ju.0000154626.16349.d3

Stradling, J., Roberts, D., Wilson, A. & Lovelock, F. (1998). Controlled trial of hypnotherapy for weight loss in patients with obstructive sleep apnoea. *International Journal of Obesity, 22*(3), 278–281. https://doi.org/10.1038/sj.ijo.0800578

Teufel, M. (2020). *Die Psyche stärken gegen das Übergewicht.* www.test.de/Adipositas-Die-Psyche-staerken-gegen-das-Uebergewicht-5552397-5552402/

von Osterholdt, C., Glaser, N. & T. (2020). *Das 7-in-1-Hypnose-Bundle - Gewichtsverlust für Frauen: Schneller, einfacher & langfristiger abnehmen.* TheHappinessCompany.

Whole30 Diät (Achtung, eine nicht anerkannte Diätmethode). www.whole30.com/

World Health Organization. (2015). *Guideline, Sugars Intake for Adults and Children* (1. Aufl.). WORLD HEALTH ORGN.

www.ingramcontent.com/pod-product-compliance
Lightning Source LLC
Chambersburg PA
CBHW071245070526
44583CB00017B/2341